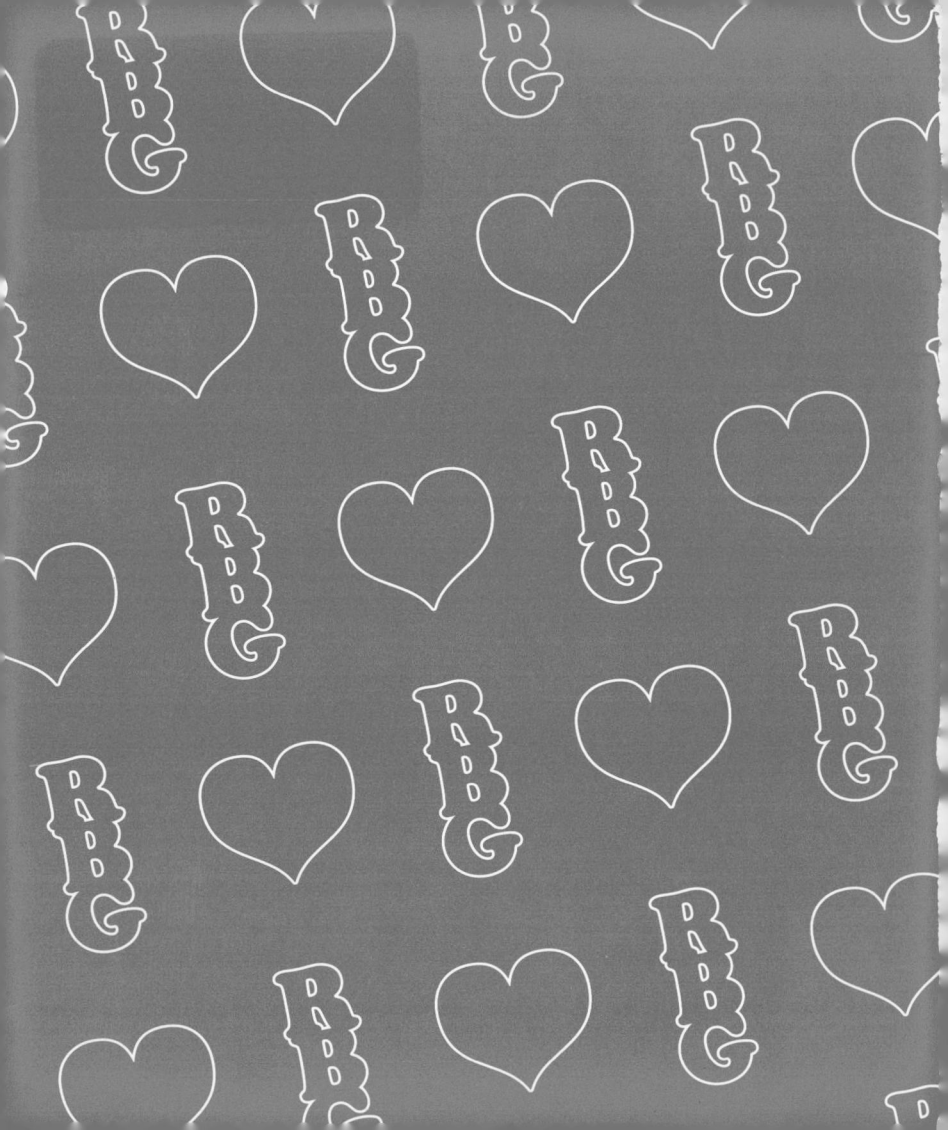

SPRING

野

更具体地生长

All This Wild Hope

# THE

## How She Stays Strong
## . . . and You Can TOO!

# R*uth* B*ader* G*insburg*

与大法官
金斯伯格
一起健身

〔美〕布莱恩特·约翰逊 著
〔美〕帕特里克·威尔什 绘
黄月 译　郝悦 审校

# WORKOUT

广西师范大学出版社
·桂林·

**图书在版编目（CIP）数据**

与大法官金斯伯格一起健身/（美）布莱恩特·约翰逊著；（美）帕特里克·威尔什绘；黄月译.--桂林：广西师范大学出版社，2024.2
书名原文：The Rbg Workout: How She Stays Strong...and You Can Too!
ISBN 978-7-5598-6200-6

Ⅰ.1与… Ⅱ.1布… 2帕… 3黄… Ⅲ.1健身运动－基本知识 Ⅳ.1G883

中国国家版本馆CIP数据核字（2023）第159675号

THE RBG WORKOUT: How She Stays Strong...and You Can Too!
Copyright © 2017 by Bryant Johnson. Illustrations © 2017 by Patrick Welsh. Badge.
Published by arrangement with Harvest Books, an Imprint of Harper Collins Publishers

著作权合同登记号桂图登字：20-2023-195 号

**YU DAFAGUAN JINSIBOGE YIQI JIANSHEN**
**与大法官金斯伯格一起健身**

作　　者：（美）布莱恩特·约翰逊、（美）帕特里克·威尔什
译　　者：黄月　　　　　　　　　审　　校：郝悦
责任编辑：谭宇墨凡　　　　　　　特约编辑：徐露 赵雪雨
装帧设计：汐和 at compus studio　　内文制作：陆靓

广西师范大学出版社出版发行
　　广西桂林市五里店路9号　邮政编码：541004
　　网址：www.bbtpress.com
出版人：黄轩庄
全国新华书店经销
发行热线：010-64284815
北京华联印刷有限公司印刷
开本：787mm×1092mm　1/32
印张：4.25　　　字数：16千
2024年2月第1版　　　2024年2月第1次印刷
ISBN 978-7-5598-6200-6
定价：58.00元

如发现印装质量问题，影响阅读，请与出版社发行部门联系调换。

不能说"我不行了"。

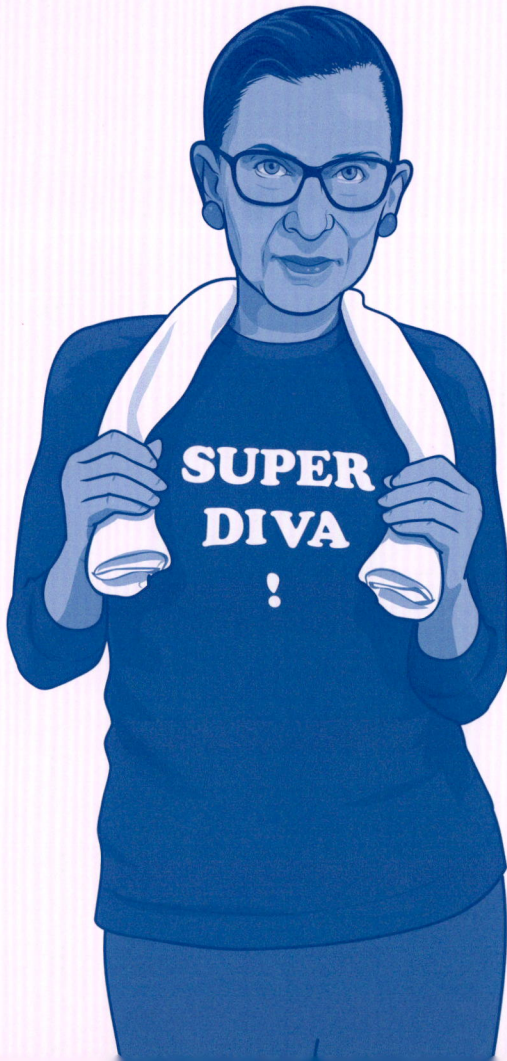

# Contents 目录

# 前　言

1999 年，我经历了一场与结肠癌的漫长缠斗。当手术、化疗和放疗终于结束，一直伴我左右的丈夫执意认为："你看起来就像奥斯威辛集中营的幸存者，必须找一个私教来恢复体力和健康。"我四处打听，哥伦比亚特区联邦地区法院法官格拉迪斯·凯斯勒推荐了布莱恩特·约翰逊。没有部队任务的时候，布莱恩特就在地区法院的书记员办公室工作，并在业余时间从事"身体正义"事业。布莱恩特曾是几位地区法院法官的健身教练，大家都认为他将是我的最佳人选。事实证明，这一预测完全正确。在我努力复健的过程中，布莱恩特以一种我可以接受的节奏重建了我的体能。

十年后的 2009 年，又一个挑战来到我面前——诊断结果：胰腺癌。又一次手术，又一次后续治疗，我的身体十分虚弱。我一有机会就恢复与布莱恩特一同进行的锻炼。他在我的健身计划中加入了平板支撑和俯卧撑，我的体力逐步恢复。

我经常被最高法院的审判工作带来的沉重负担所困扰，在确定工作做好之前，我不愿意停下来。但是，与布莱恩特见面的时间一到，我就起身离开，去健身房加入他的"正义之师"。我希望这本书能帮助其他人体会到体力再次充沛的感觉，就如我自己曾体会到的那样，而后继续自己的工作和生活。

鲁斯·巴德·金斯伯格

2017 年 7 月 24 日

# 介　绍

　　"金斯伯格健身法"这个说法让大众沸腾了，有人找我写书，说可以方便大家对着书自己练习。这个机会令我汗颜、兴奋和紧张，写书远非我所擅长之事。我不知道该如何开动，想必这也是许多人在上第一节训练课之前的状态。我只知道，我要先和金斯伯格大法官商量一下，如果她不同意，写这本书就完全不可能。无须赘言，她表示赞成，你此刻读到的便是证明。

　　在过去的十八年里，我一直在完善这套健身法。让上岁数的人生活充实当然很棒，但让你们这些年轻的"霹雳猫"（ThunderCats）气喘吁吁也着实是一项挑战。（如果你根本没听说过"霹雳猫"，那么你可能正是我说的年轻人，就当我在自说自话吧！）

　　我先来讲讲这套健身法是怎么来的。

　　我出生于美国新泽西州纽瓦克市，但在弗吉尼亚州华沙市的乡下长大，那里人口只有 1500 人。现在人们喜欢在乡村做饭，而我很爱吃。在我还是小男孩的时候，饱餐一顿一流的乡村烹饪完全不成问题，因为我一直在外面跑来跑去地玩耍。但高中毕业后我立即发现，如果还想随时吃那些食物，我最好开始锻炼。虽然后来我已经不这么想了，但这的确是我当时的心态：既然我是一名伞兵（是的，要无缘无故从飞机或直升机上跳下来），那就需要保持身材。最重要的原因还有伊达贝尔姨妈的磅蛋糕，如果你吃过一定会懂。

到九十年代，我一时兴起又往前迈了一步，获得了私人教练资格认证（CPT）。我很快发现，不必在美国地区法院的日常工作之外寻找客户。我开始与法院工作人员、美国副法警和联邦法官一起锻炼。现在，所有法官都应该熟悉这句拉丁语"habeas corpus"[1]——字面意思是"你有身体"——虽然他们中的许多人仍需被提醒：你有一个身体，要想让它照顾你，你就得照顾它。

我对他们是这么说的，我的健身法也慢慢传开了。1999 年，当金斯伯格大法官从癌症中康复时，她已故的丈夫马丁敦促她找一个私人教练，她找到了我。当时的她还不可能完成如今这些日常训练，但她已下定决心，我们从头开始制订了健身计划。

金斯伯格大法官每隔一年接受一次骨密度检测。在持续几年每周两次

---

1　在英语中发展为法律用语，指人身保护令，是一系列令状的名称，其最初目的在于将当事人带至法庭或法官面前。

的锻炼之后，她的骨密度开始增加。这个检测结果说明我们所做的训练是有效的。当她的医生做出"裁决"时，我的努力得到了一致认可："我不知道你在做什么，但继续做下去。这很有效。"

我们始终坚持锻炼。除了 2004 年至 2007 年派驻科威特期间（是我被派驻，大法官继续法庭的重要工作），我们一直按照这个方案锻炼，从大法官六十多岁到八十多岁，她越来越棒。我们的目标是每周完成两次锻炼，地点一般是在最高法院大楼的健身房。她有时会跟我聊天，但大多数时候我们只是踏踏实实地锻炼身体，一旁播放着 PBS 频道的《新闻一小时》。她总是全力以赴，一个很好的证明便是，她已经从做靠墙俯卧撑，到跪姿俯卧撑，最后进步到像我在部队训练中学习的那样完成标准俯卧撑。事实上，她的身体已相当强壮，以至于我们最近在她的训练中加入了平板支撑。

她的意志鼓舞人心，她的生命完美体现了她所捍卫的价值，包括为女性争取平等权利等。她是一位强大的女性，这样的女性在我的生活中并不少见。我的祖母很早就失聪了，但她从来没有学过手语，我们通过读唇语和猜字谜交流。我在教跆拳道时音乐会开到十一级，这项技能派上了用场。我的母亲、姨妈和姐妹们也都是女强人，所以我和大法官关系甚好并不奇怪。随着她的肌肉日渐强壮，我们的关系也越来越好。她最近在斯坦福大学的一次发言中说，我是她生命中最重要的人之一，而她也影响了我生命中最重要的人。

我的侄女西德妮八岁时第一次见到了金斯伯格大法官，就在我们的一次锻炼之后。西德妮现在上高中了，今年春天来参观大学时，在大法官的办公室里拜访了她。她们第一次见面时，金斯伯格大法官更高一点，现在西德妮比她高了。对于一位即将接受高等教育的年轻女性来说，见见这位在通往最高法院的道路上拿到如此多"第一人"称号的大法官是最好的激励。

并非只有年轻人能从大法官身上得到启发，问问我的母亲就知道了。她对大法官与我一起锻炼所取得的成果很感兴趣，但她自己并不想尝试运动。最后，我告诉她："妈，我很爱你，但我不可能比你爱自己更多。"她把这句话记在心里。当时我母亲已经六十九岁了，现在她七十五岁，深深着迷于健身。她的饮食也更加健康，先是吃素，现在成了一位严格的素食主义者，几年里已经减掉了大约 50 磅体重——大法官本人也就这么重！[1]她甚至在健身公司 Fitbit 组织的一次挑战中打败了我姐姐和几位只有她一半年龄的朋友，这在弗吉尼亚乡下绝非小事。我的几个姨妈也备受激励——范妮姨妈让我教她如何在早上去基督教青年会的时候练举重，伊达

---

1　50 磅约等于 22.68 公斤，此处疑为作者笔误。

贝尔姨妈（磅蛋糕烘焙师）每天早上都在跑步机上走 2 英里[1]，姨妈玛丽、贝蒂和埃塞尔也坚持每周以各种形式锻炼上几天。

这也是我想对你们说的话：不管做什么运动，都要动起来！无论你是最高法院法官、书记员还是看门人，运动面前人人平等。俯卧撑、深蹲、弓步和平板支撑，与你支持或不支持谁无关，也与你的种族、宗教、肤色、性别、国籍或性取向无关。你可能获得世界上最有权力职业的终身聘任，但你的身体仍对你有否决权。而你是唯一拥有自己身体管辖权的人，如果你不使用它，就会失去它。

在这本书中，我完整还原了我和金斯伯格大法官的锻炼方法，还根据不同的身体水平、喜好和手头的器械提供了几种动作变体。如果你平时会去健身房，就在那里做这套动作吧。如果你不去健身房，下面就是你在家锻炼所需的东西。

---

1 约等于 3.2 千米。

# 准备工作

请选择方便活动、宽松舒适的衣物，任何适宜运动的面料均可，简单的棉质 T 恤、运动短裤或长裤也可以。金斯伯格大法官很幸运，法学院和其他各种地方总是为她提供免费的 T 恤，所以她总是有东西可穿。她有一件圆领运动衫，上面写着"超级天后"（Super Diva）。

**哑铃**。我推荐从 2 千克至 10 千克重量不等的哑铃。为完成本书中的一些动作，每一种重量的哑铃你需准备两只。在持续锻炼、日渐强壮后，你可以增加哑铃的重量。

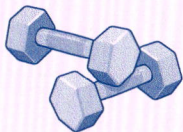

**阻力带 / 阻力绳**。两者基本可以互换，很多人发现阻力绳更容易使用，因为它们有手柄。不同颜色代表着不同的阻力水平。买几种不同颜色的阻力带 / 阻力绳，以便为每种训练定制阻力水平（后文统称"阻力带 / 绳"）。

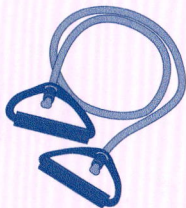

**门锚**。在家里做一些训练的时候，你需要将阻力带 / 绳穿在门和门框之间，门锚会帮你在训练中固定阻力带 / 绳的位置。

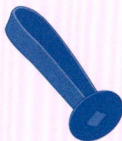

**波速球。**这是一种有着硬质底座的充气橡胶半球，看起来像一个被切成两半的瑞士球，在家锻炼时可以选用。

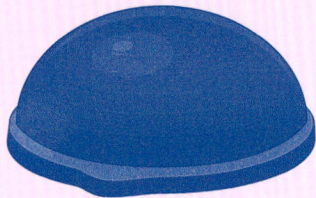

**实心橡胶药球。**这是一种很重的球，重量通常为 2~12 千克，直径为 30~34 厘米。你可以用 1.5 升瓶装水、一大罐豌豆或任何具有一定重量的东西来代替。你甚至可以在塑料袋里装上泥土，或者使用手提包大小的行李箱。

**瑞士球。**也叫健身球或稳定球，由弹性材料制成，直径为 55~75 厘米。

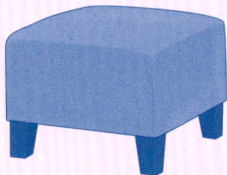

**凳子 / 软垫凳。**以便进行那些在健身房长凳上完成的坐姿动作。

# 注意事项

**常识：** 我祖母曾告诉我，如果一个东西是常识，那么每个人都应该有。但是，当你用身体尝试新鲜事物时，请始终坚信自己的最佳判断。

在开始新的锻炼计划之前，请咨询你的医生。你甚至可以带着这本书前去，与你的医生一同翻阅，以确保它适合你。如果可能的话，与私人教练或有经验的健身伙伴一起尝试这些动作，他们可以提示你状态如何，并确保你没有超出负荷。

我的客户知道我把他们的利益放在第一位，有时我必须保护他们免受来自自身的伤害。金斯伯格大法官意志顽强，即使受伤也会坚持完成锻炼，所以我必须及时调整课程。而当你锻炼的时候，我不在身边，你要时刻注意自己的安全。

请记住，金斯伯格大法官花了好几年的时间来完善这套动作。即便是一些年轻的"霹雳猫"，也无法在首次尝试时就完成这套动作。在第一次尝试时，不要期望能够快速、轻松地完成，甚至根本不需要全套完成。如果你感觉自己好像刚刚挣扎着赶上公交车，可能要晕倒、拉伤肌肉或以其他形式受伤，我在此命令你退出训练，稍作休息，直到体能完全恢复。然后再试一次。

# 热身

**5 分钟**

---

在跑步机上以中速慢跑或步行。你也可以使用健身脚踏车、椭圆机、划船机，或者任何你喜欢的用于简短热身活动的器械。

## 居家替代方案

---

开合跳、慢跑、跑步、走路或原地踏步。

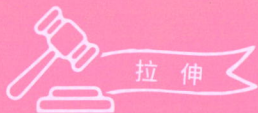

拉伸

把你的肌肉想象成太妃糖。如果你从冰箱里拿出太妃糖就试图拉扯，太妃糖便会断裂。但如果把太妃糖放在太阳下晒热，你就可以把它拉开而不会弄断它。这就是为什么我们在拉伸前要先热身。

# 颈部绕环
**每个方向绕转 3 次**

轻柔地将头顺时针旋转一圈，然后变换方向。

替代动作：转头向左看，保持 5~10 秒，然后向右看，保持 5~10 秒。接着抬头看，保持 5~10 秒，再低头看，保持 5~10 秒。

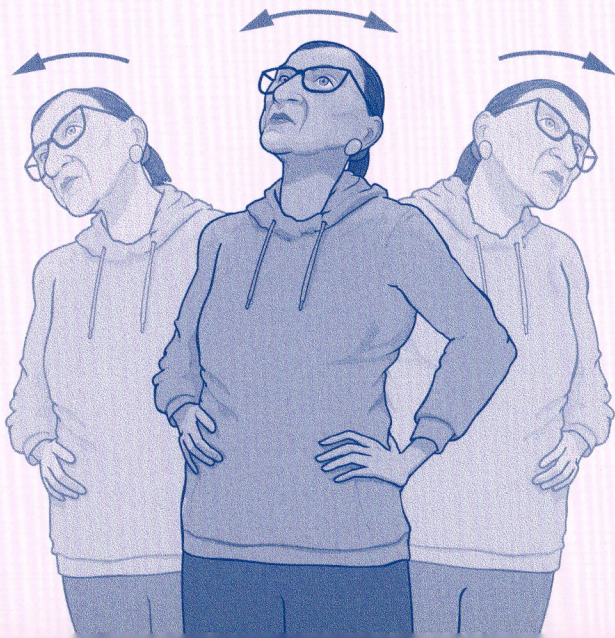

# 肩臂绕环

**每个方向绕转 3 次**

1. 站直，双脚分开，比髋部略宽，双臂 T 字伸展，与躯干保持 90 度。
2. 慢慢旋转双臂，画直径 30 厘米的圆圈。向前旋转 3 次，然后向后旋转 3 次。

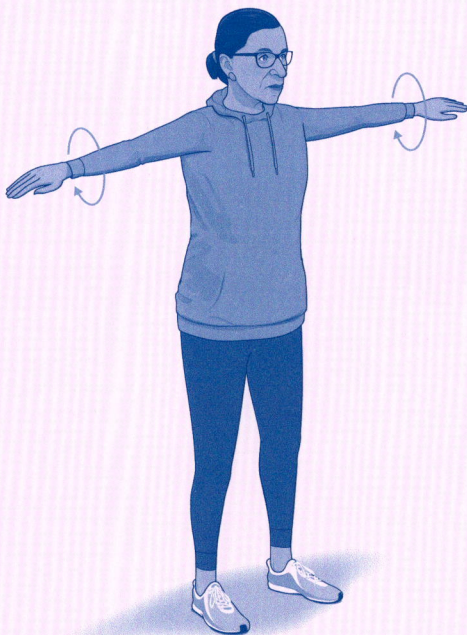

# 髋绕环

**每个方向绕转 3 次**

1. 站直，双脚分开，与髋部同宽，双手置于髋部。
2. 缓缓绕转髋部，像在玩呼啦圈。

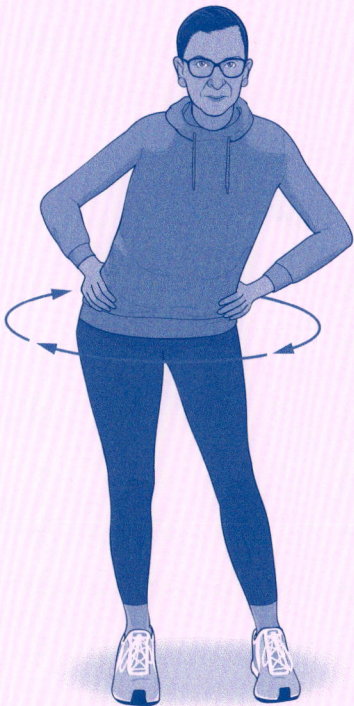

# 双膝并拢绕环

**每个方向绕转 3 次**

1. 双脚并拢，身体前倾，双手置于膝盖上，臀部向外伸展。

2. 确保双膝并拢，尽量收腹。

3. 用手引导膝盖在一个方向上转小圈，绕转 3 圈之后变换方向。

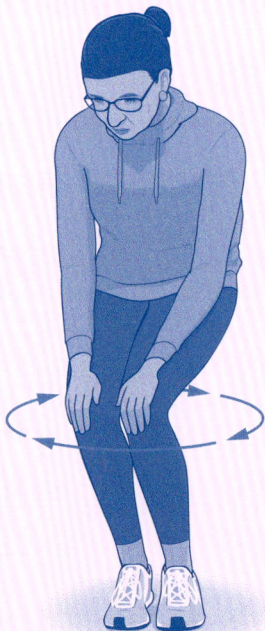

# 脚踝绕环

**每只脚每个方向绕转 3 次**

1. 双脚着地，稳稳站直。

2. 一只脚抬离地面，脚踝顺时针旋转 3 圈，然后变换方向。

3. 换脚，重复上述动作。


**Tip:** 如有必要，可手握固定物以保持身体平衡。

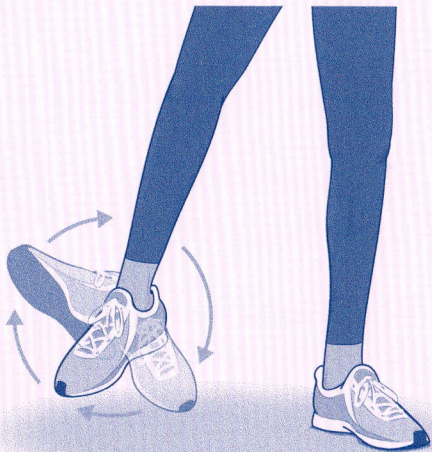

# 高举手臂拉伸

1. 站直，抬起左臂，高过头顶。
2. 弯曲手臂呈 V 字形，前臂尽量靠近肱二头肌和上臂。
3. 用右手抓住左肘。
4. 轻轻向内、向下拉动肘部，尽量靠近头部，保持 10~20 秒。
5. 另一侧手臂重复相同动作。

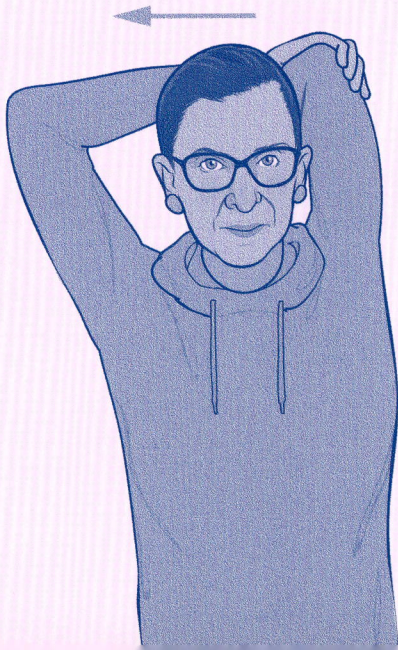

# 肩颈拉伸

1. 站直，双脚分开，与肩同宽。手臂置于背后，自然下垂。

2. 右手抓住左腕，轻轻将左臂下拉至身体右侧。同时头部向右倾斜，伸展颈部，保持 10~20 秒。

3. 抓住另一侧手腕重复相同动作。

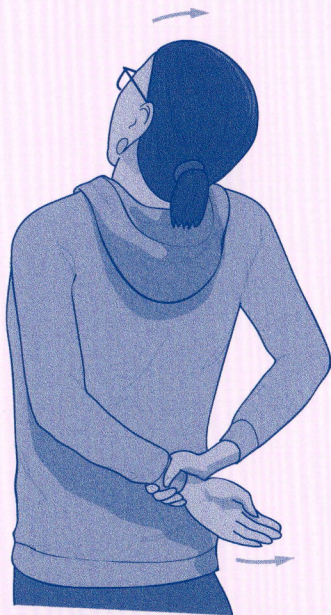

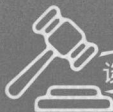

## 谈谈多样化

我祖母过去常说："最可怜的鼹鼠只有一个洞。"翻译过来就是，人必须要有多个选择，生活如此，健身也是同理。商业健身房里有多种健身器械可以帮你锻炼到同一肌肉群。如果你不确定什么器械可以锻炼某个特定肌肉群，请向有资质的教练或健身房员工寻求帮助。如果你发现某台器械使用起来不舒适或变得无聊了，那就去尝试另一种可以锻炼相同肌肉的器械。正因如此，我在书中有时会推荐一些替代性的健身动作和方法，尤其适用于那些在家中锻炼的人。

# 上背部拉伸 & 站姿腹部拉伸

1. 站直，双脚分开，与肩同宽。
2. 在身前伸展手臂，手腕弯曲，掌心朝外，手指交错。

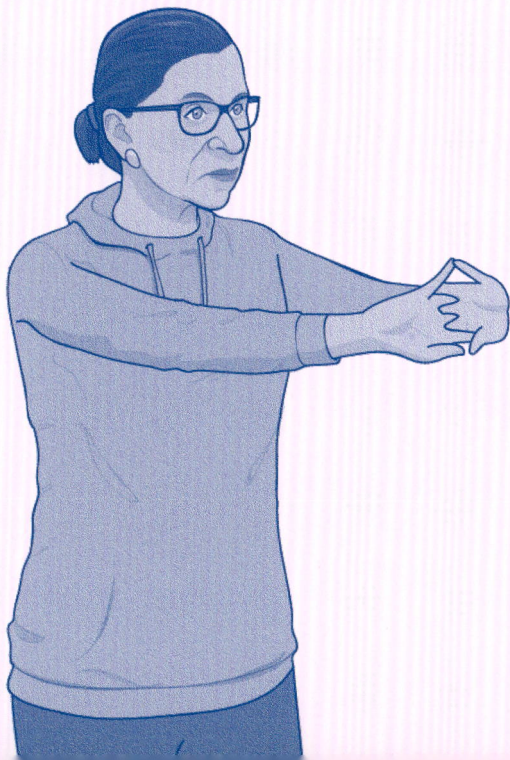

3. 手臂前伸，手臂与躯干保持 90 度。在伸展时，背部向外顶出，试着将肚脐推向后背，保持 10~20 秒。

4. 从上背部伸展开始，将交错的双手举过头顶，掌心朝上，保持 10~20 秒。

5. 轻轻向左倾斜，保持 10~20 秒。轻轻向右倾斜，保持 10~20 秒。

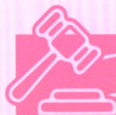
谈谈睡眠

大法官是赛博格，是机器人，她有些夜晚睡觉，有些夜晚不睡觉。我曾建议她增加睡眠，但有一次我们锻炼，《新闻一小时》正播放关于本·富兰克林的一个片段，其中提到他每晚只睡四个小时。我们互看了一眼，什么都没说，但从此多睡觉的建议不再被提起。然而我们大多数人还是需要充足的睡眠，别亏待自己。

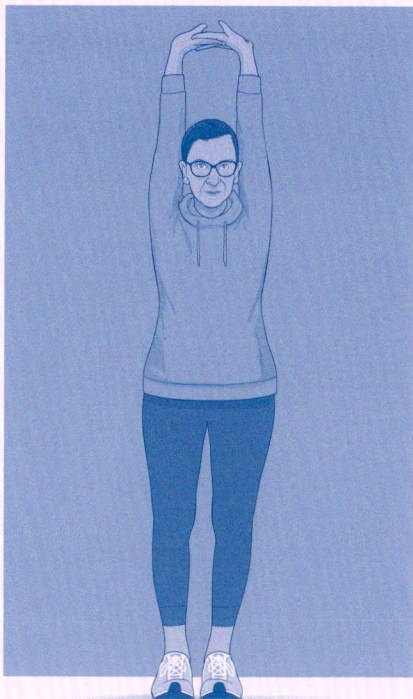
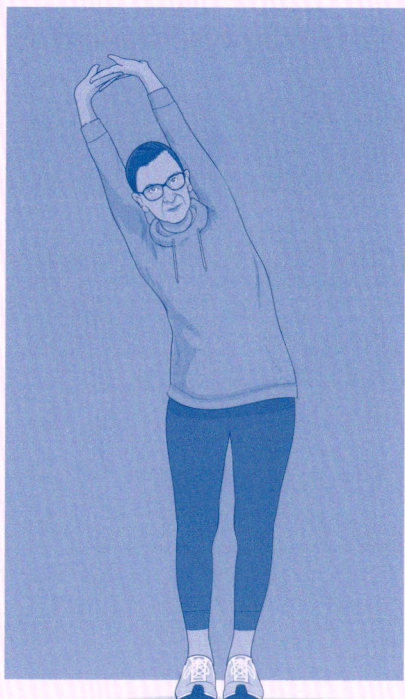

# 站姿股四头肌或大腿拉伸

1. 站直，目视前方。在身后抬起右腿，右手抓住右脚。
2. 将右脚踵拉向臀部，拉伸大腿，或者股四头肌向前发力，想象如果松开手，腿就会摆向前方（但不要松手）。保持 10~20 秒。左腿重复相同动作。

**Tip：** 如有必要，可手握固定物以保持身体平衡。

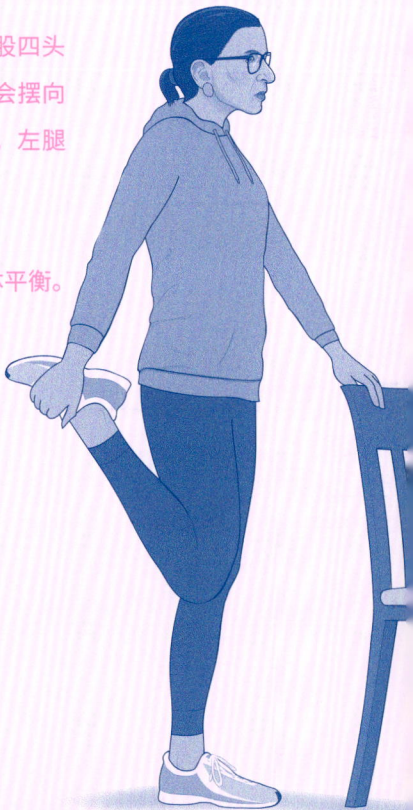

# 腹股沟拉伸（蝶式）

1. 坐在地上，背部挺直，屈腿，双脚并拢，足底相触。
2. 用肘部轻轻将大腿推向地面，保持 10~20 秒。

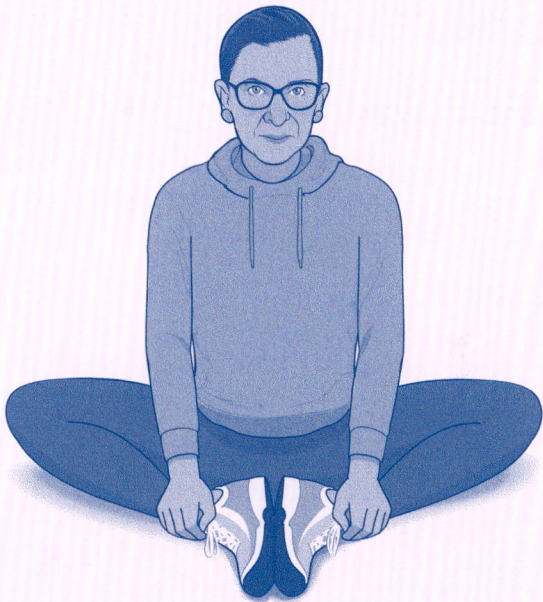

# 坐姿腘绳肌拉伸

## 第一部分

1. 坐在地上，右腿向前伸展。左腿弯曲，左脚脚底抵住右大腿内侧。
2. 身体前屈，向脚踝方向伸展手臂，直至右大腿后侧有强烈的拉伸感。
3. 保持 10~20 秒后，另一侧重复相同动作。

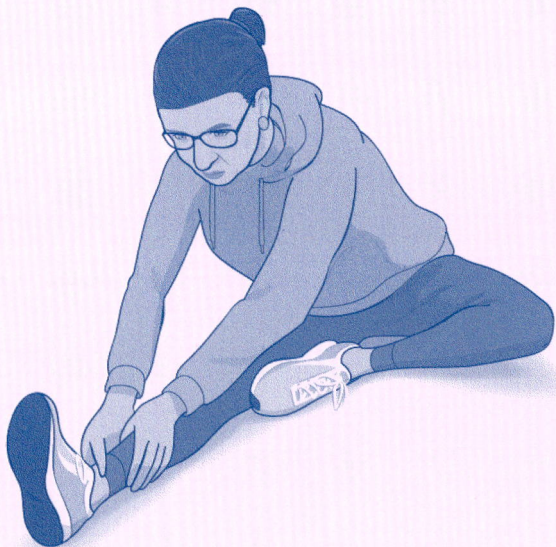

## 第二部分

4. 保持坐姿，双腿伸直，分别向两侧张开，呈 V 字形。

5. 转动臀部，面向右腿，身体前屈。向脚踝方向伸展手臂，直至右大腿后侧有强烈的拉伸感。

6. 保持 10~20 秒后，另一侧重复相同动作。

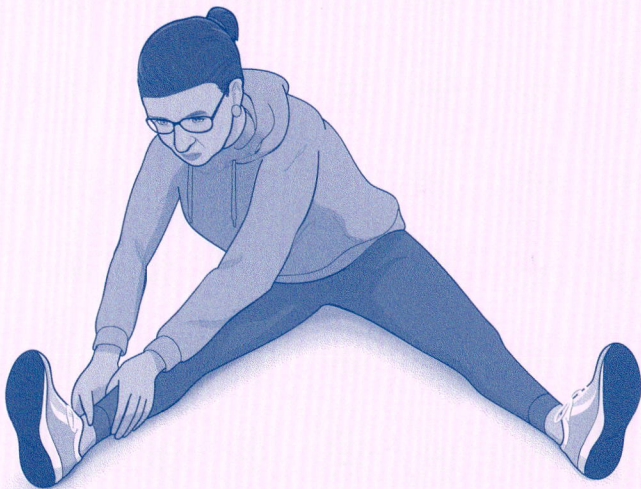

**Tip：** 我认识很多人，他们可以做重达数百磅的卧推，但做不了这个动作。这是全身训练的重要一环，千万不要跳过去喔！

**第三部分**

7. 继续坐在地上，双腿伸直，分别向两侧张开。

8. 双腿呈 V 字，身体朝 V 字中心前屈，手臂向前方伸直。保持 10~20 秒。

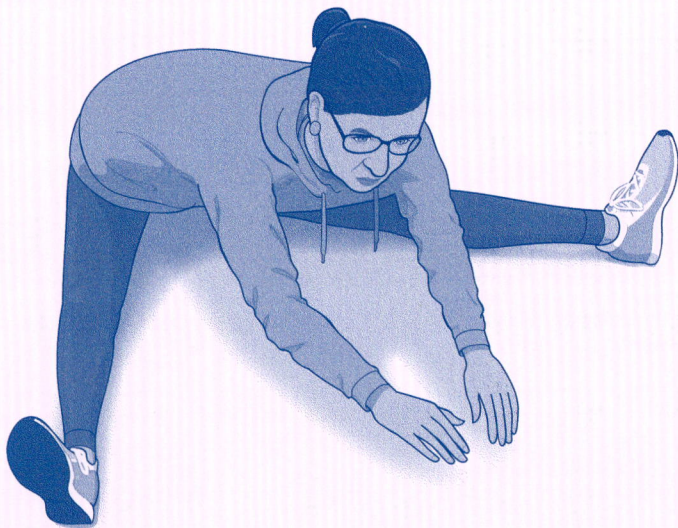

# 下背部拉伸

1. 坐在地上，双腿前伸。

2. 左腿保持前伸，右膝向上弯曲越过左腿，右脚跟踩在地上，紧贴左大腿外侧。

3. 伸直左臂，置于右膝外侧，将右膝盖压向胸部。向右扭转躯干，使视线越过右肩。

4. 保持 10~20 秒。换另一侧重复相同动作。

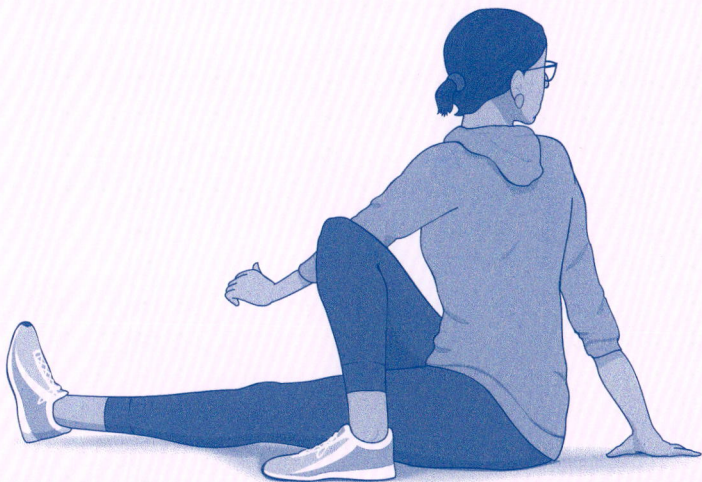

# 小腿拉伸

**每侧 10~20 秒**

1. 面墙而立，身体距离墙面约一臂远。右脚向后退，与左脚距离 60~90 厘米。保持双脚平放于地面。

2. 身体前倾，双手撑住墙面，头部、臀部和右脚跟保持一条直线。尽量使脚跟紧贴地面。

3. 保持 10~20 秒。换腿重复相同动作。

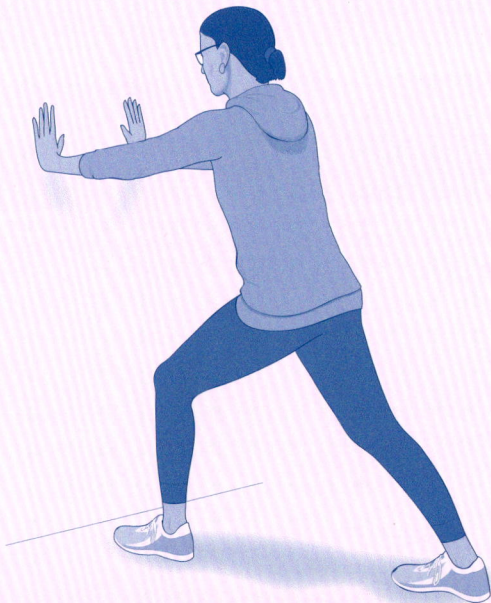

# 力量训练

第一次使用器械时，请先使用轻重量的来感受器械的工作原理，然后少量增重（相比于一开始就冒着受伤风险增重过多，逐步增加重量会更安全）。在前面几周，我会让健身新人每项练习做 2 组，每组 12~15 次。到第三周时，我将组数增加到 3 组，并将次数减少到 10~12 次。

选择起步重量时，如果你的目标是 10~12 次，那么就选择一个能让你完整完成 8 次的重量，即便最后 2~4 次可能有些艰难，但还能保持正确姿势。

在为客户选择练习次数时，我会考虑每个人希望实现的目标。如果你想增加肌肉含量、提升体能、增强力量，根据你的体能水平，我建议使用大重量，每组动作重复 6~8 次。如果是想同时提升体能和耐力，我推荐中等到较大的重量，每组重复 10~12 次。如果希望提升耐力，那么可以用较轻的重量做 12~15 次。

# 坐姿推胸（使用滑轮缆绳训练机）

**3 组 / 每组 10~12 次**

1. 坐下，身体紧贴机器靠背，双脚平放于地面。
2. 双手紧握把手向前推，直至手臂伸直，呼气。
3. 保持 1 秒，然后缓缓回到起始位置。重复相同动作。

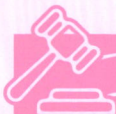

## 注意事项

1. 重量循序渐进：在使用可调节阻力的器械时，一开始请选用极低阻力的，在锻炼过程中逐步增加。

2. 不要锁住关节：在进行力量训练时，做任何动作都要注意不要把手臂或腿部伸得太直以免锁住肘 / 膝关节。锁住关节会提高受伤风险。

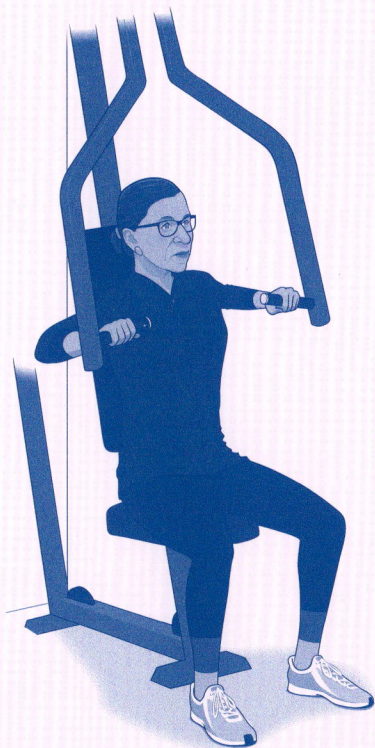
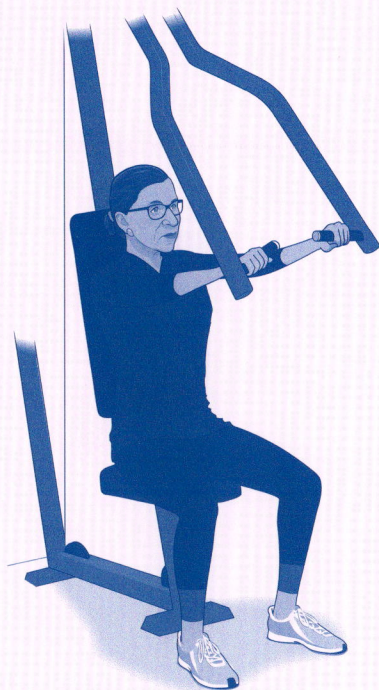

# 居家替代方案

**3 组 / 每组 10~12 次**

---

1. 坐在椅子或长凳上，将阻力带 / 绳绕过上背部，并穿过腋下。双手各抓住阻力带 / 绳一端。屈臂，使肘部靠在身体两侧，双手靠近胸部。

2. 保持双手高度略低于肩部，手臂向外推直至完全伸展，但不要锁住肘关节。

3. 回到起始位置并重复。

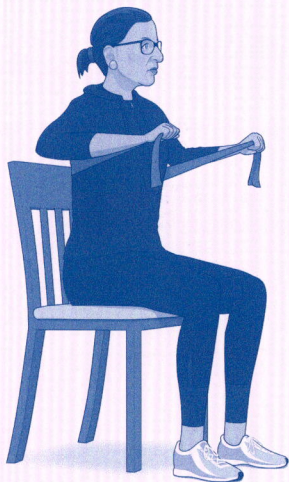
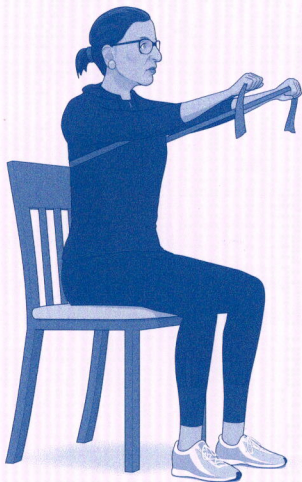

# 坐姿伸腿训练

**3 组 / 每组 10~12 次**

1. 坐在器械上，使阻力滚垫刚好位于脚踝上方。

2. 向外伸展双腿至几乎伸直，但不要锁住膝关节。

3. 以稳定而均匀的速度回到起始位置，然后重复。

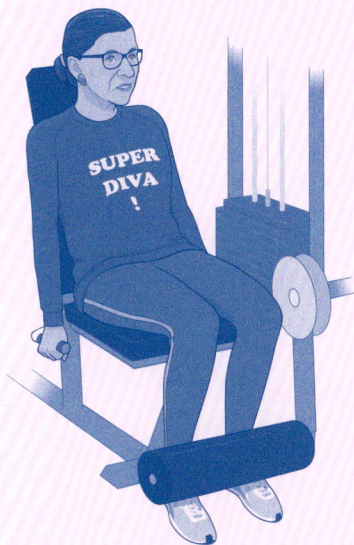
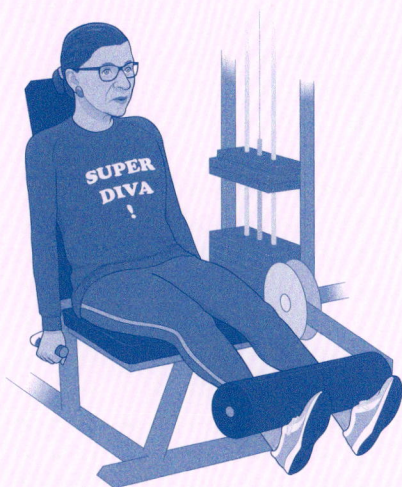

# 居家替代方案

3 组 / 每侧腿 10~12 次

1. 坐在椅子或长凳上，将阻力带 / 绳绕过右脚踝前部，并固定在椅子背面或缠绕于椅子背面。

2. 起始时膝盖弯曲呈 90 度，向上抬右脚，至右腿几乎伸直，但不要锁住膝关节。

3. 回到起始位置，然后重复。换腿重复相同动作。

**Tip:** 为使阻力带 / 绳固定，可将两端系在椅子后腿上。

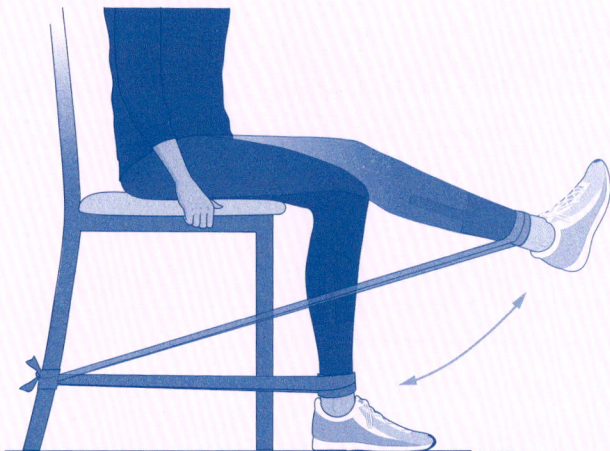

# 站姿屈腿训练

**3 组 / 每组 10~12 次**

1. 将器械调节至适合的高度，面对器械站立。

2. 小腿后部——脚踝以上、腿肚子以下几厘米处——贴紧阻力滚垫。抓住器械侧面把手作为支撑。

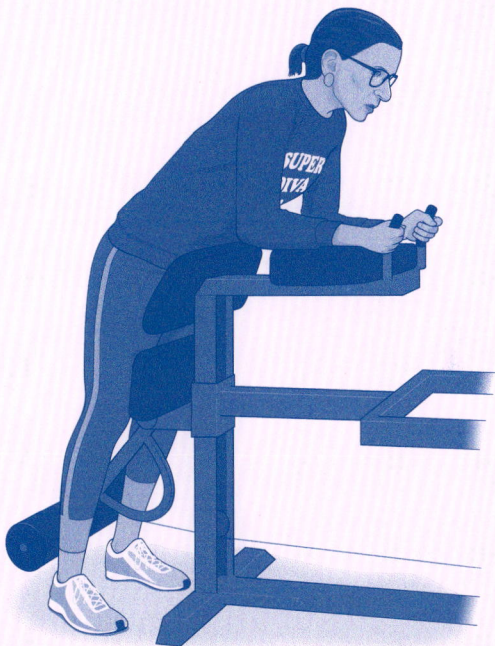

3. 呼气，屈腿，让器械横杆尽可能靠近大腿后侧。保持 1 秒。

4. 缓缓回到起始位置并重复。换腿重复相同动作。

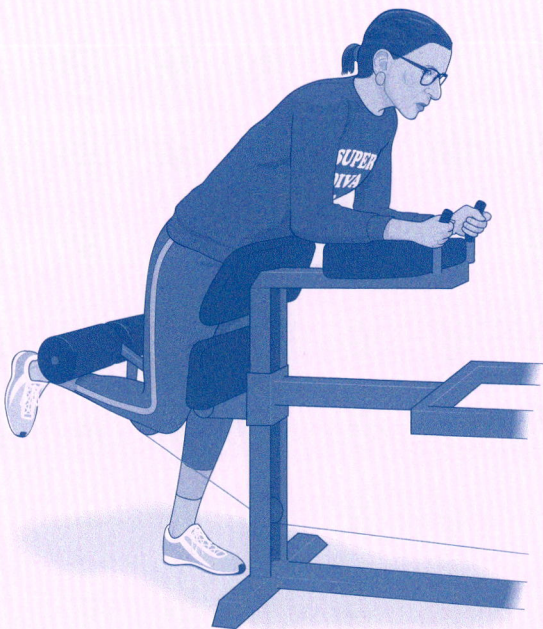

# 居家替代方案

1. 选择一个较重的椅子或长凳，面向它站立，将阻力带 / 绳一端系在一侧脚踝上，另一端系在一条椅子腿上。

2. 抬起脚跟，远离椅子，直至膝盖弯曲 90 度，小腿与地面平行。如有必要，可抓住椅背或其他固定物，以保持平衡。

3. 缓缓回到起始位置并重复。换腿重复相同动作。

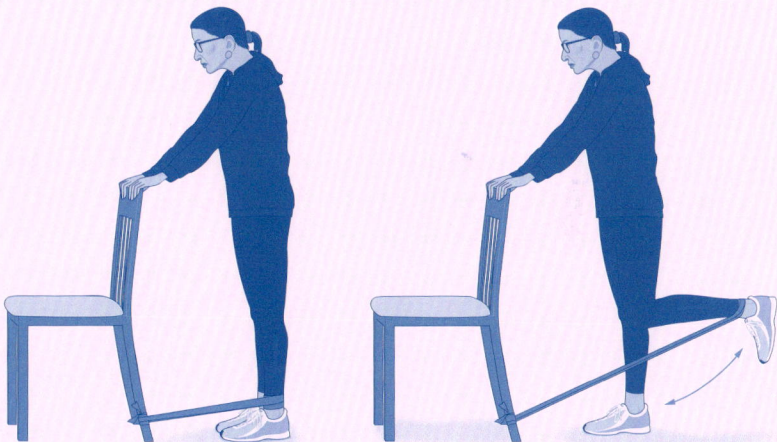

# 器械下拉

**3 组 / 每组 12 次**

1. 坐在下拉机的长凳上，握住手柄，手臂向上充分伸展。

2. 下拉手柄，将横杆拉至下巴以下位置，触及上胸，边做边呼气。

3. 吸气的同时，让手柄缓缓复位，然后重复。

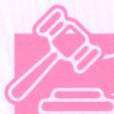

> **别盯着数字看**
>
> 别管金斯伯格能做多少个卧推（何况我们也不做卧推），锻炼的重点在于确保她感觉良好地坐在最高法院的法官席上。设定具体的目标没有错，但锻炼最重要的成果是无法被量化的，它可以归结为身体健康、感受良好、可持续性。

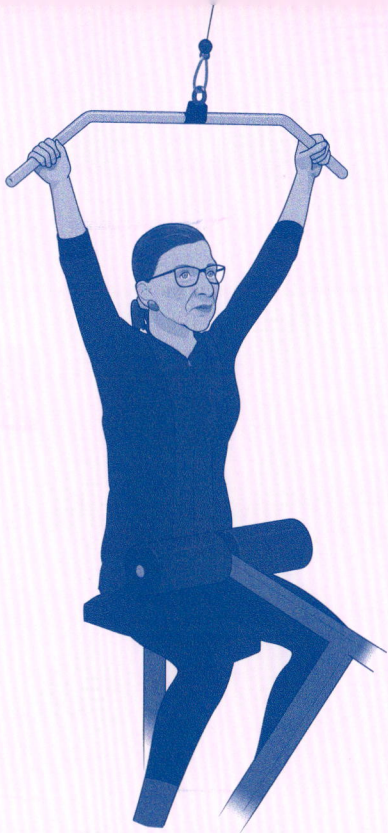
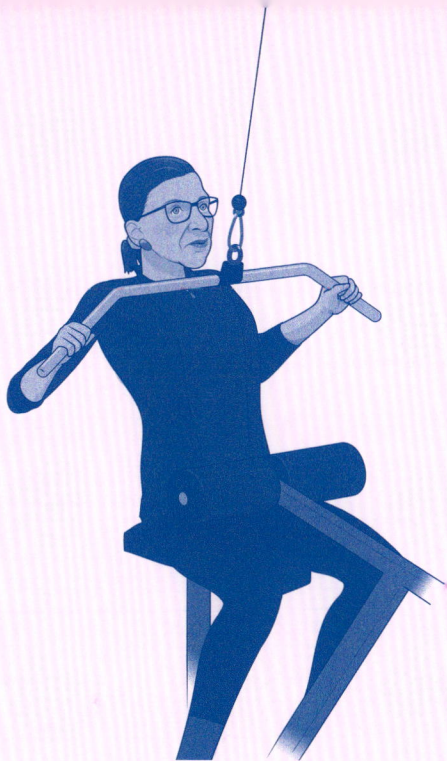

# 居家替代方案

**3 组 / 每组 10~12 次**

---

1. 在一扇打开的门和门框顶部之间滑动阻力带 / 绳，使门的两边各有一半。

2. 放置一个椅子或长凳，使其中心与门的顶部对齐。

**Tip：** 在家中进行这些训练时，我建议购买一个专门设计的门锚（见第 7 页），用于将阻力带 / 绳固定在门和门框之间。花几块钱就能在网上买到。

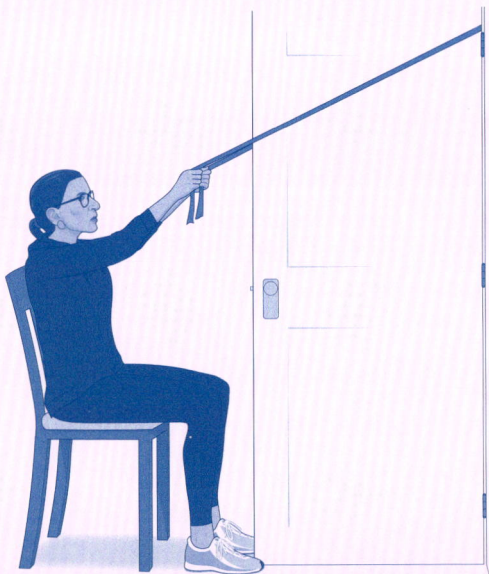

3.  对门而坐，双手各抓住阻力带 / 绳一端，双手尽量贴近，双臂伸展至与眼睛同高。

4.  朝胸部方向下拉阻力带 / 绳，保持背部挺直。

5.  拉着阻力带 / 绳，直至双手分开，靠近躯干两侧并稍低于胸部。

6.  回到起始位置并重复。

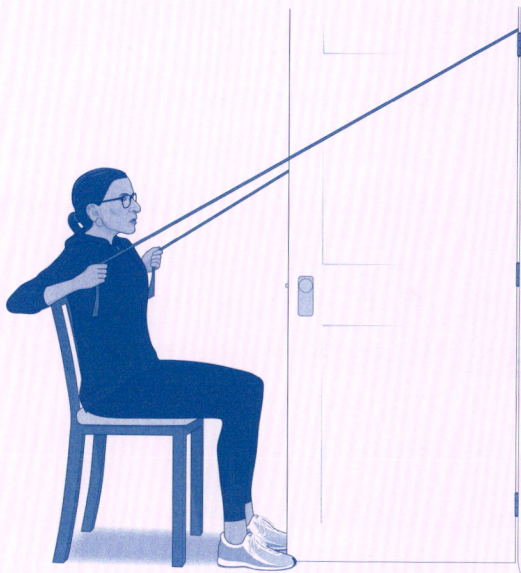

# 坐姿划船

**3 组 / 每组 10~12 次**

1. 坐在划船机前，双腿微微弯曲，双脚置于踏板上。手掌相对握住 V 形杆，背部拱起，与椅面垂直，双臂在身前几乎伸直。

2. 将手柄向后拉，直至肘部在躯干前呈 90 度。背部微微拱起，胸部向外挺出。

3. 缓缓回到起始位置并重复。

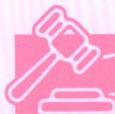
人生真谛

我大笑，我调侃，我享受乐趣，但我不是在玩。我认真对待我们正在做的事。大法官也在做好重要工作和从中获得乐趣之间取得了平衡。

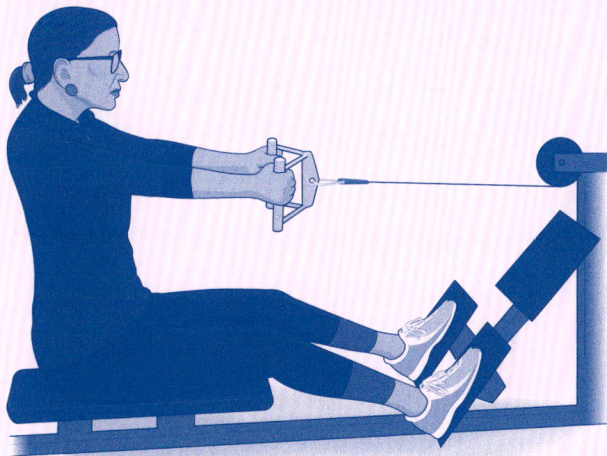

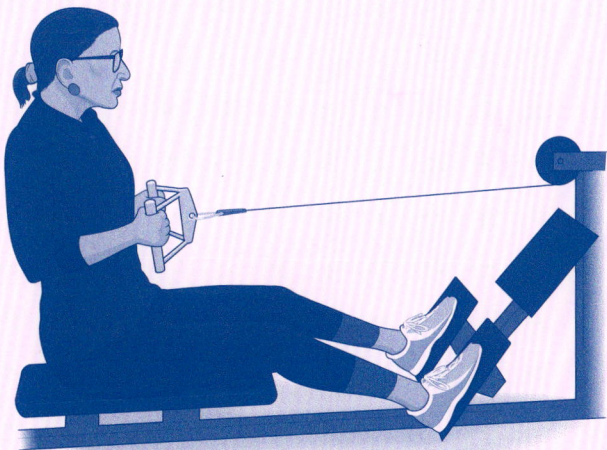

# 居家替代方案

**3 组 / 每组 10~12 次**

1. 在一扇打开的门和门框之间滑动阻力带 / 绳，调节至与坐姿状态下的肩部同高。
2. 放置一个椅子或长凳，使其中心与门的顶部对齐。
3. 对门而坐，双手各抓住阻力带 / 绳一端，双手贴近，双臂伸展，略低于肩。

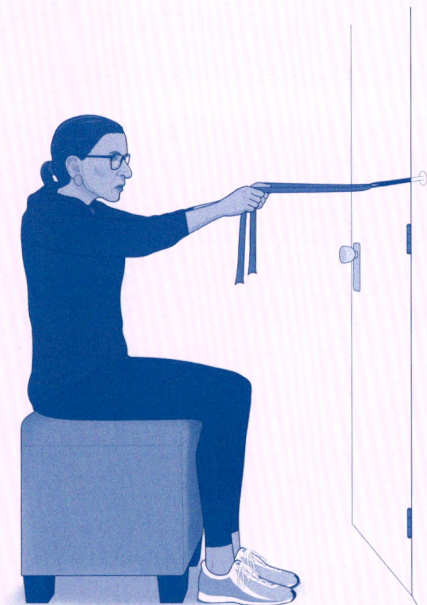

4. 保持背部拱起。肘部弯曲，双手分开，将阻力带 / 绳末端拉向身体，直至双手贴近躯干两侧，与腹腔神经丛[1]同高。

5. 缓缓回到起始位置并重复。

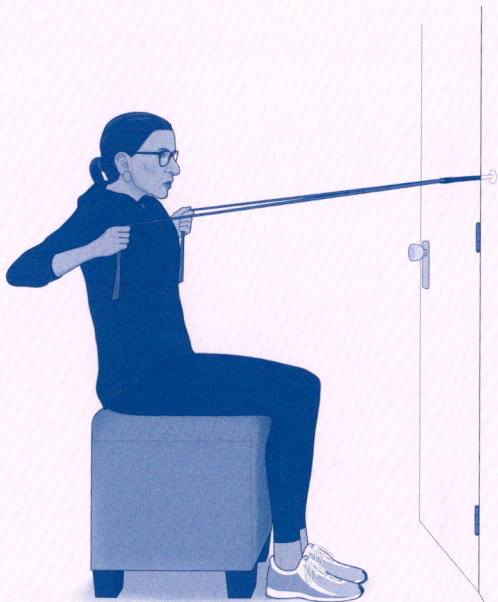

---

1 腹腔神经丛，即 solar plexus，位于腹腔正中，相当第 12 胸椎至第 1 腰椎段，体表位置在腹前壁的剑突与肚脐之间。

# 胸肌飞鸟

**3 组 / 每组 12 次**

1. 调整器械的座位高度，确保当你握住手柄时，手臂伸直，与地面平行，并与胸部持平。沉肩，挺胸，双脚紧贴地面，背部挺直。
2. 将手臂向前拉，把重量聚拢如同抱树，同时呼气。
3. 缓缓回到起始位置，同时吸气，重复动作。

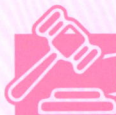

## 趣味计数

和金斯伯格大法官一起训练时，我会根据她的情况，使用一点"趣味计数"的方法。如果她体力不错，我会把她的第 9 次动作数成第 5 次，逼她更狠，让她再多做几个。如果她体力不支，我可能会让她休息一下，把她的第 8 次动作数成第 12 次，带她进入下一组动作。尽可根据体能情况为自己定制每一组动作的次数。没有什么神奇数字，你只需考虑身体对组数及强度的反应。

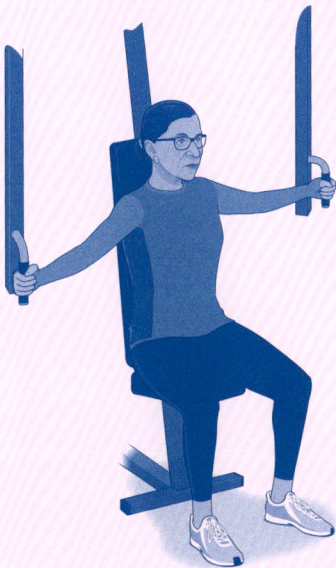
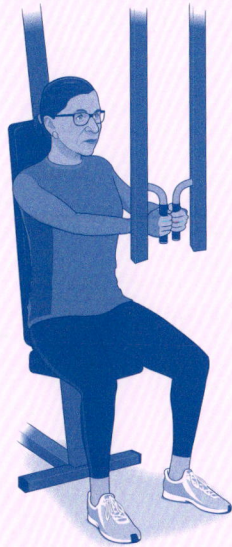

# 居家替代方案

**3 组 / 每组 10~12 次**

1. 在一扇打开的门和门框之间滑动阻力带 / 绳，调节至与肩膀同高。
2. 背对门站立，握住阻力带 / 绳末端，双臂在身体两侧举起，双手略低于肩部，肘部微微弯曲。
3. 双手靠近，保持肘部角度不变。想象你正抱着一只木桶或一个大块头。
4. 缓缓回到起始位置并重复。

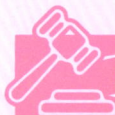

> **注意事项**
>
> 通常来说，你必须在用尽全力之前吸气。只有吸气，肌肉才能获得氧气，为训练做好准备。然后在发力最小时呼气，通常是回到起始位置的时候。有时我会在动作说明中提醒你，但这一规律其实适用于大多数力量训练。

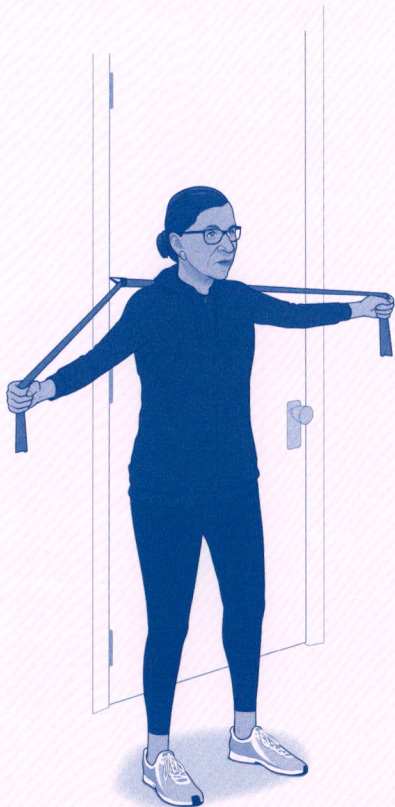
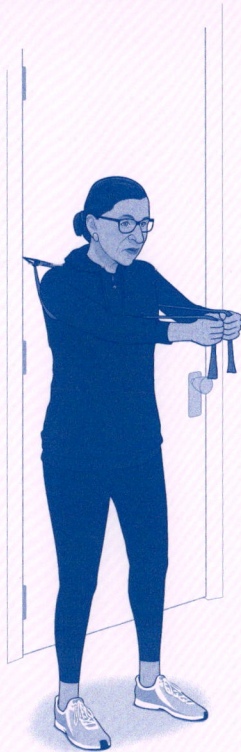

49

# 站姿划船

**3 组 / 每组 12 次**

1. 抓住划船机把手，双手尽量靠拢。双脚分开，与肩同宽，膝盖微曲，以缓解背部的压力。

2. 将把手拉向躯干，与胸部平齐。挺胸收腹，腰背挺直。

3. 缓缓回到起始位置并重复。

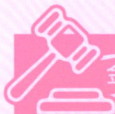

> **金斯伯格的快乐之道**
>
> 毋庸置疑，她是一个巧克力迷，我偶尔会送她巧克力作为礼物（但绝不是白巧克力，在我看来，白巧克力并不是真正的巧克力）。有研究表明，一点点高质量的黑巧克力对人有益，因为它含有强大的抗氧化剂，能够抵抗疾病。

**Tip：** 保持背部挺直或略微拱起，不要向后或向前倾斜。动用核心力量，收紧腹肌。挺胸收腹，夹紧两侧肩胛骨。

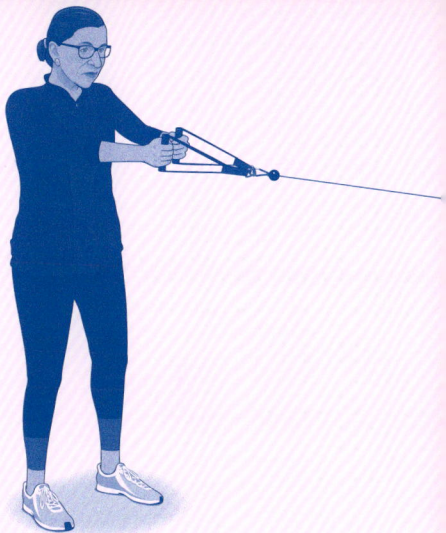

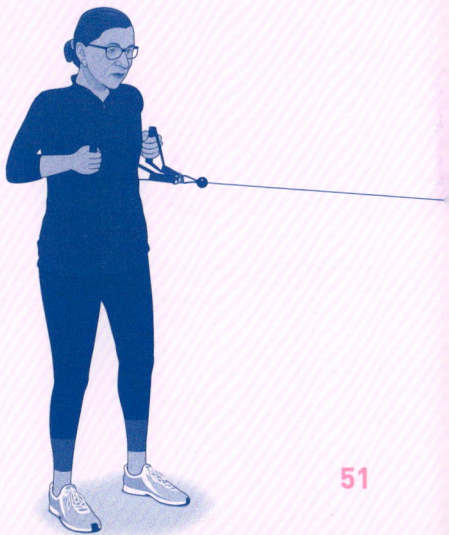

# 居家替代方案

**3 组 / 每组 12 次**

1. 在一扇打开的门和门框之间滑动阻力带 / 绳，调节至与胸部同高。

2. 对门而立，抓住把手，双手尽量靠拢，手臂伸直，略低于肩部。

3. 保持背部拱起，将把手拉向躯干，直至手肘弯曲，双手靠近躯干两侧，与腹腔神经丛持平。

4. 回到起始位置并重复。

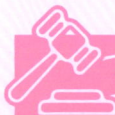

假期不停练

他们说的是"假期"，而我会说"假日只有一天"。吃吧，享受吧，快乐吧，然后马上回归日常锻炼。

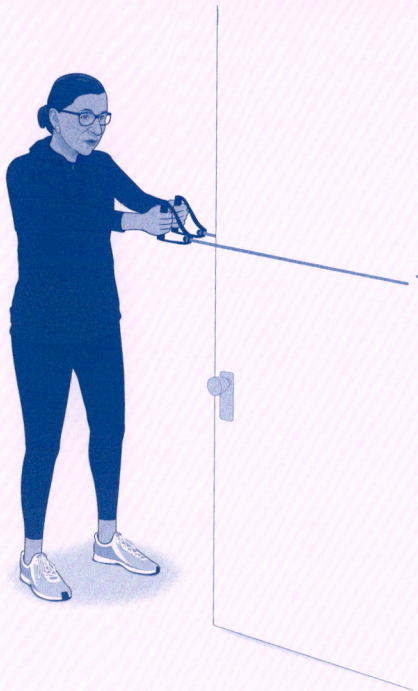
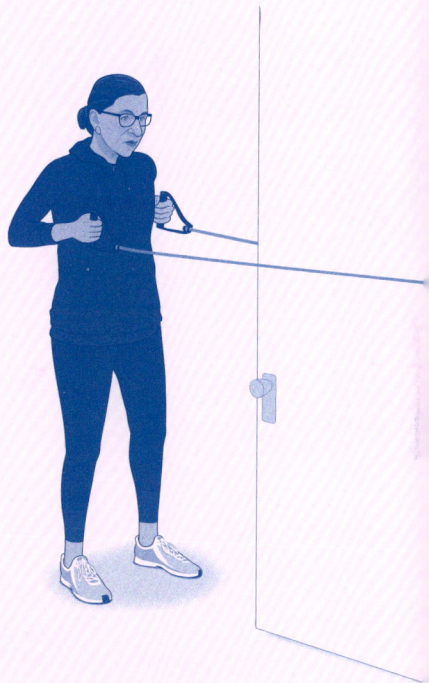

53

# 过顶肱三头肌推举

**3 组 / 每组 10~12 次**

1. 坐在椅子或长凳上。
2. 双手握住哑铃，靠近顶端的配重块。开始时手臂向上伸直举过头顶。
3. 手臂紧贴头部，肘部内收，缓缓将哑铃下降至脑后，直至前臂接触到肱二头肌。
4. 伸展手臂，回到起始位置，然后重复。

**Tip：**不要把手臂伸得太直，以至于肘部锁死。

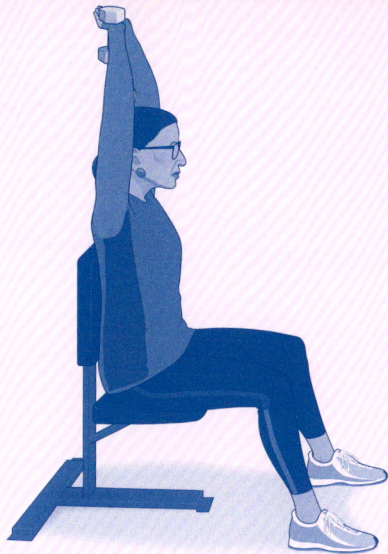

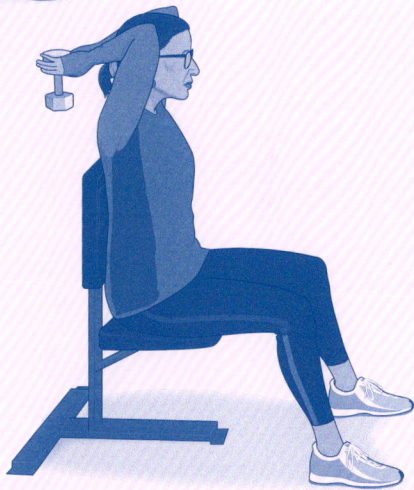

# 居家替代方案

**3 组 / 每组 10~12 次**

1. 站立，一脚稍前，一脚稍后，后面的脚踩住阻力带 / 绳。
2. 两手各握住阻力带 / 绳一端，手肘置于头部两侧，手臂弯曲，双手放在脑后。
3. 抬起手臂，将手举过头顶，直至手臂几乎伸直。
4. 回到起始位置并重复。

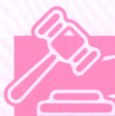

## 爆粗口

客户们在被我逼到极限时，各种各样的话都会脱口而出。你可以在我面前爆任何粗口，但不能说"我不行了"。

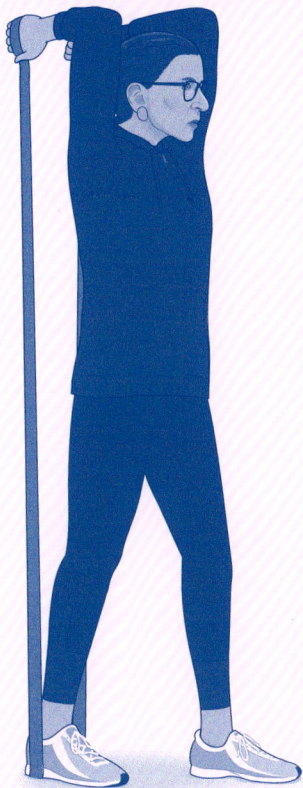
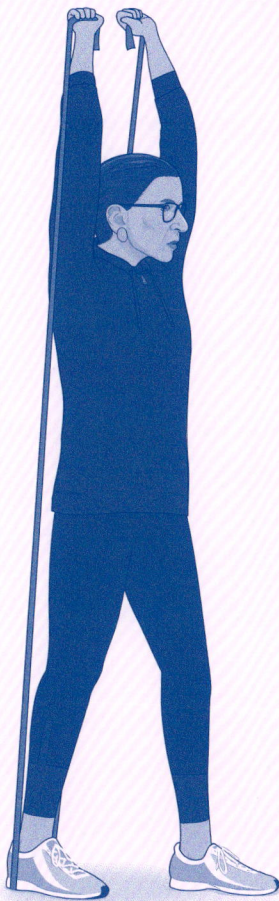

# 单腿蹲

**3 组 / 每侧腿 10~12 次**

1. 坐在椅子或长凳上，右腿着地，左腿稍稍抬离地面。
2. 一只手抓住另一把椅子的椅背或其他稳定物作为支撑。
3. 从椅子上站起来，直至右腿几乎伸直。
4. 缓缓坐回椅子上，然后重复。
5. 每组动作双腿交替进行。

**Tip：** 当我和金斯伯格大法官一起做这项练习时，她会握着我的手下蹲。如果你身边有一个强壮的朋友，你也可以抓住他们的手来保持稳定。

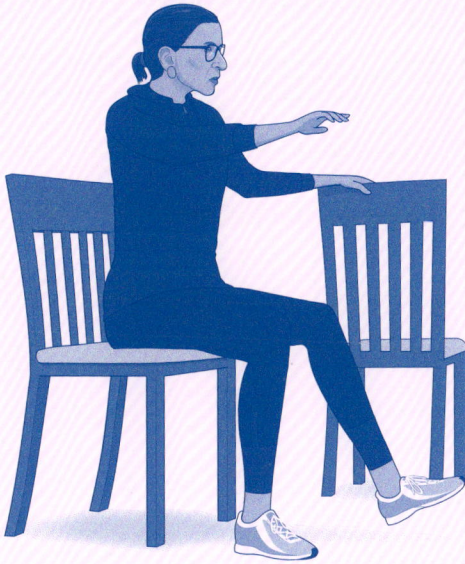

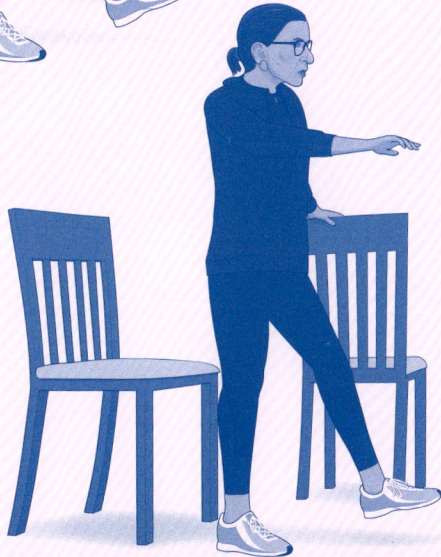

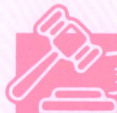

她是 TAN（不是指颜色，而是首字母缩写）——Tough As Nails（坚韧如钉）。她有大约十八年的时间来熟练掌握这套动作。如果你在一开始甚至前几个月里对这套动作感到困难挫败，不要气馁，努力就会成功。

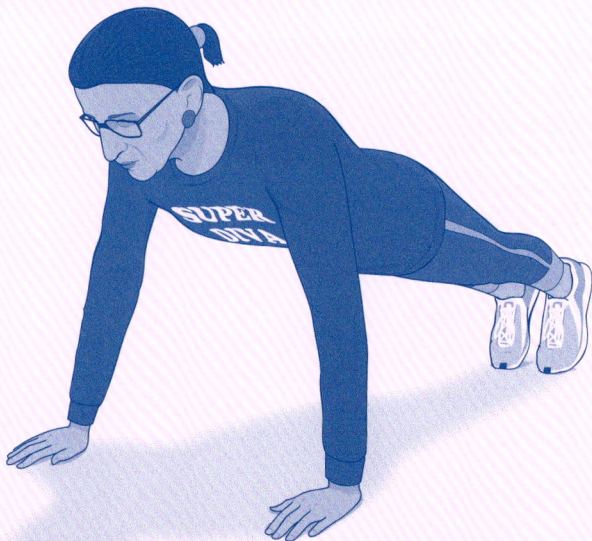

# （标准）俯卧撑

**2 组 / 每组 10 次**

1. 双手撑在毛巾或垫子上，与肩同宽，位于肩膀正下方。双腿伸直，脚尖着地。

2. 降低身体，直到肘部弯曲到至少 90 度。保持腹肌收缩，身体呈一条直线。

3. 手臂用力推起身体，回到起始位置，然后重复。

**Tip：**组间稍作休息。

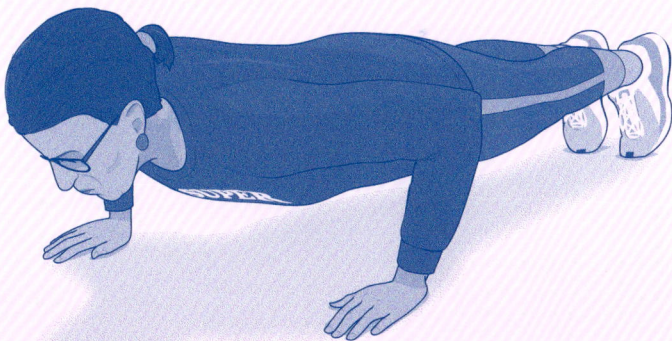

# 较简单的替代动作

**2 组 / 每组 10 次**

1. 双手平放于地面，位于肩膀正下方。手臂伸直，双腿膝盖触地，脚踝交叉。保持背部挺直。

2. 手臂弯曲向下，降低身体，直至肚脐接触地面。

3. 当胸部离地面 2~3 厘米时，推起身体，回到起始位置，然后重复。

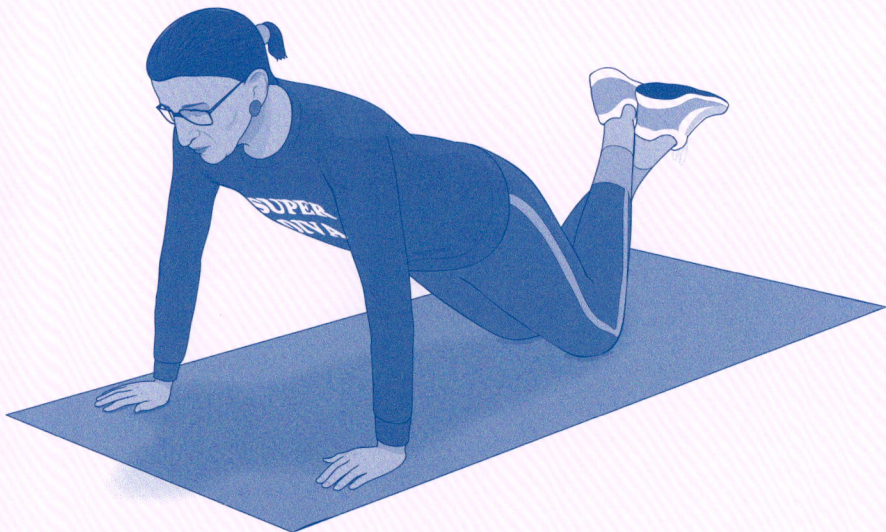

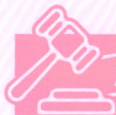

身体像一台机器，其存在就是为了运动。如果你不动它，就会失去它。想想钳子连接轴处的那颗螺丝吧。螺丝因不动而生锈，钳子就将变得毫无用处。但如果保持活动，螺丝就不会生锈，钳子也能用很久。

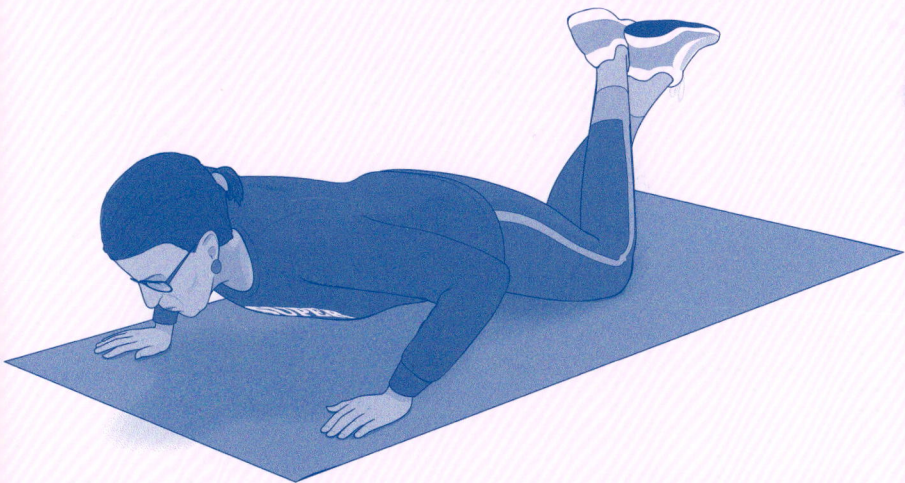

# 较简单的替代动作

**1 组 / 每组 10~20 次**

1. 面墙而立，离墙一臂距离，双脚与肩同宽。

2. 双手平放在墙上，与肩同高同宽。

3. 手臂弯曲，身体缓慢向墙壁前倾。

4. 呼气，推起身体，回到起始位置，然后重复。

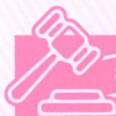

**循序渐进**

我刚开始训练大法官的时候，她还没有强壮到可以做标准俯卧撑（但她现在可以做 20 个！），所以我们从较简单的替代动作起步。如果有必要，你可以先做靠墙俯卧撑，然后是跪姿俯卧撑，最后进阶到完整的标准俯卧撑。

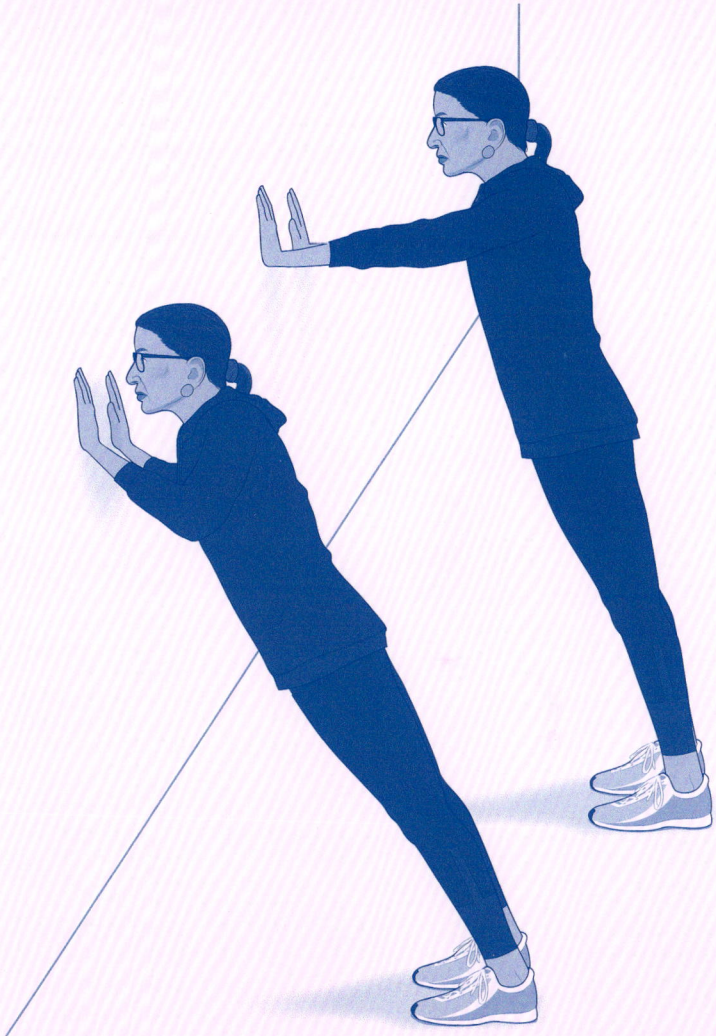

# 药球俯卧撑

**1 组 / 每只手 10~20 次**

---

1. 跪在毛巾或垫子上，一只脚交叉在另一只脚后，一只手放在药球上，另一只手放在地上，做好俯卧撑准备姿势。

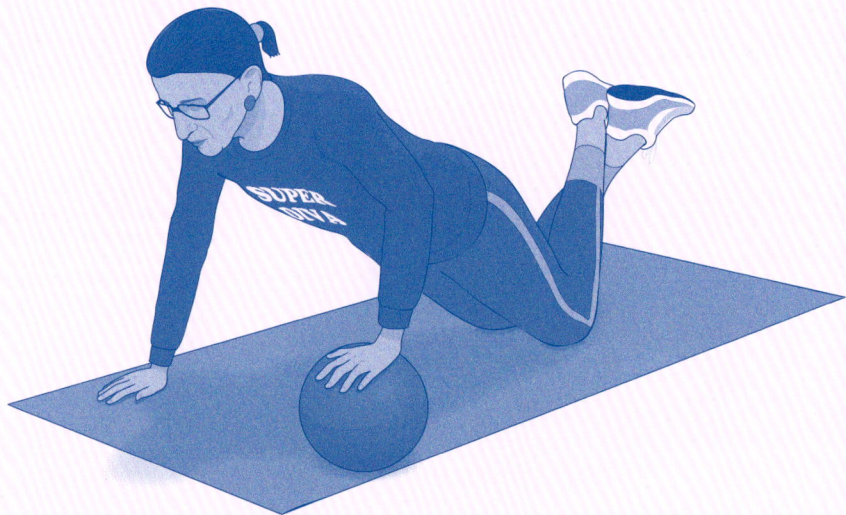

2. 手臂弯曲向下，降低身体，直至胸部距离地面 15~20 厘米。

3. 推起身体，回到起始位置，然后重复。每组 10~12 次。

4. 每组之后，换另一只手撑在球上，重复相同动作。

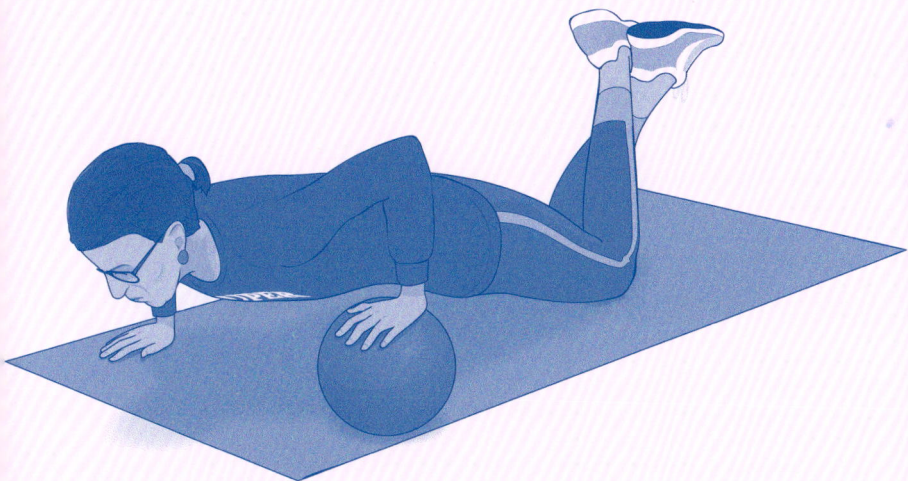

# 驴踢（跪姿后抬腿）

**3 组 / 每侧腿 10~12 次**

1. 四肢着地（可垫毛巾或垫子），双手与肩同宽，双膝并拢，位于臀部正下方，膝关节弯曲 90 度，双脚接触。
2. 右膝始终保持 90 度，右脚向天花板方向蹬，直至膝盖与臀部平齐。
3. 回到起始位置，但膝盖不接触地面，重复。
4. 换边，另一侧腿重复。

**Tip:** 为了给驴踢或消防栓式踢（见第 70 页）增加阻力，在起始位置，你可以将一个 1.5~2.5 千克重的哑铃放在腿后侧，即膝盖后方，并弯腿夹住哑铃进行练习。你可以用塑料水瓶代替哑铃，或者其他任何能用腿后侧夹住的东西。你还可以将阻力带 / 绳一端固定在支撑腿膝盖处，另一端缠绕在工作腿脚跟。

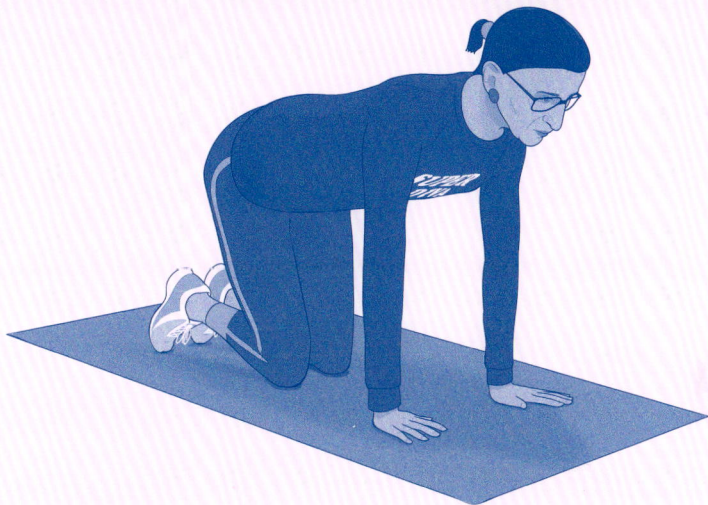

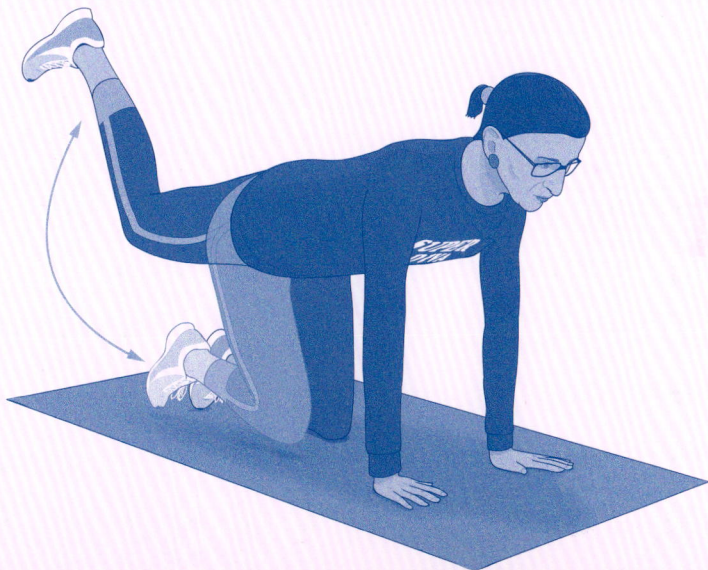

# 消防栓式（跪姿侧抬腿）

1 组 / 每侧腿 10~12 次

1. 四肢着地（可垫毛巾或垫子），双手与肩同宽，膝盖与臀部同宽。

2. 保持背部挺直，膝盖弯曲，右腿向体侧抬起，直至大腿与地面平行。
   保持 1 秒。

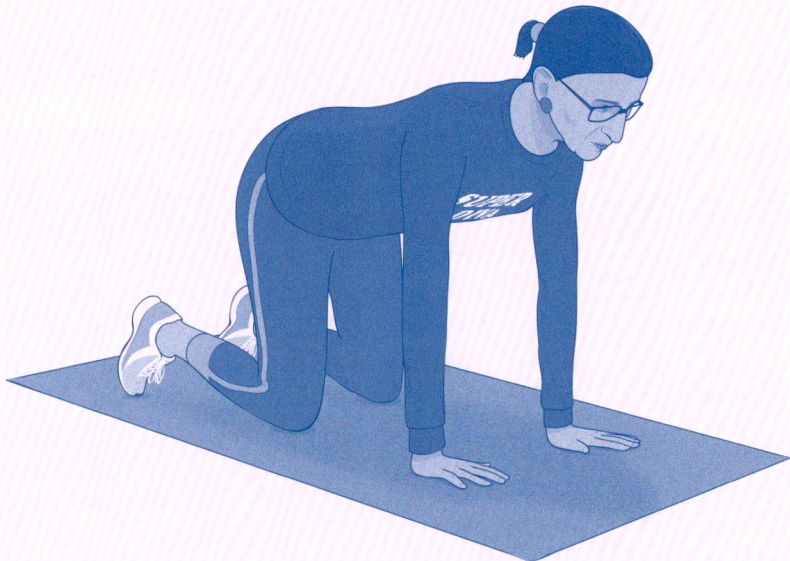

3. 缓缓回到起始位置，重复。

4. 换边，另一侧腿重复。

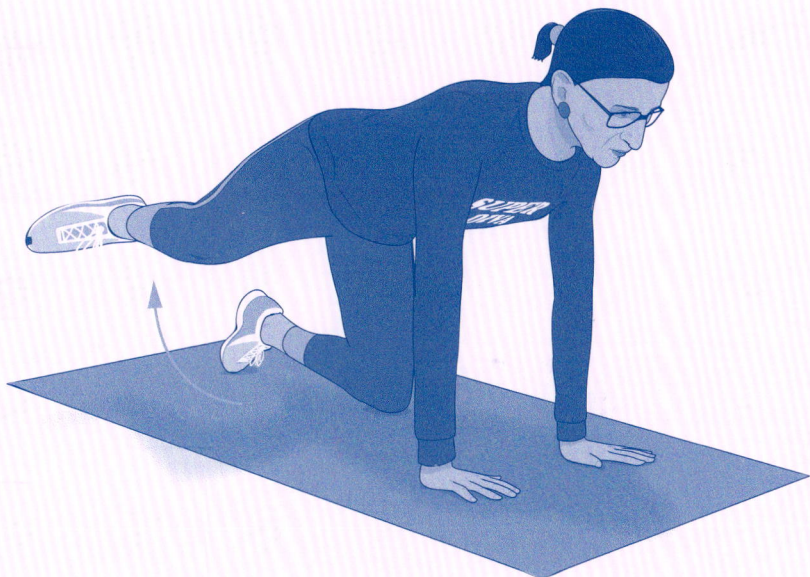

# 回旋踢

**1 组 / 每侧腿 10~12 次**

1. 四肢着地（可垫毛巾或垫子），双手与肩同宽，膝盖与臀部同宽。

2. 向体侧抬腿，直至大腿与地面平行，像消防栓式那样（见第 70 页）。

3. 保持抬腿，小腿向侧面踢出，直至腿完全伸直，但不要锁住膝关节。膝盖尽量靠近肘部。

4. 回到起始位置并重复。

5. 换边，另一侧腿重复。

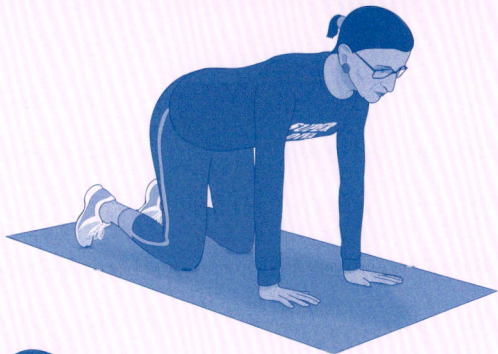

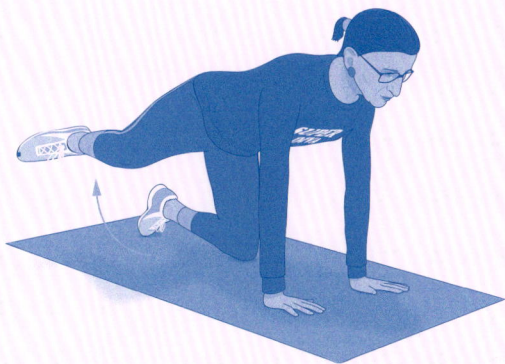

Tip：如果动作正确，那么你会感到臀大肌中部（也就是屁股）好像在燃烧。

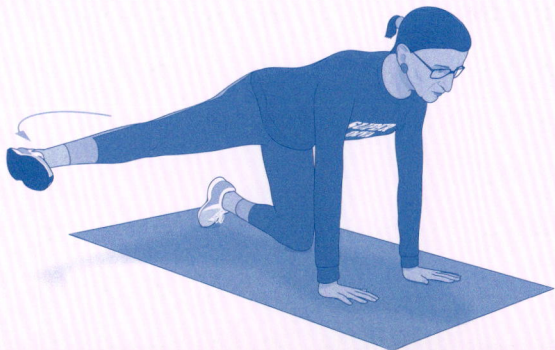

# 髋外展

**1 组 / 每侧腿 10~12 次**

1. 右侧躺于毛巾或垫子上，右肘弯曲，右掌托住头部，身体从右肘部到右脚跟呈一条直线。左手放在胸前的地上。

2. 左腿缓缓抬起，尽量抬高，保持伸直，臀部伸展。在动作的最高点停留。

3. 左腿缓缓放下，在接触到右腿之前停止，重复。然后翻身换另一侧腿做。

**Tip:** 为了增加髋关节内收肌或外展肌的阻力，你可以用同侧手握住哑铃并置于工作腿外侧，或者将阻力带 / 绳缠在两条腿上进行练习。

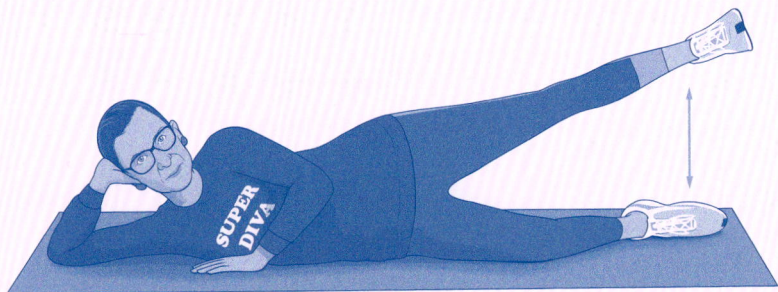

# 髋内收

**1 组 / 每侧腿 10~12 次**

1. 右侧躺于毛巾或垫子上。

2. 左腿摆动穿过身体，左膝弯曲，左脚牢牢踩在右膝前。上身重量压在右肘上，右腿保持伸直。

3. 右腿抬离地面（运动范围会很小）。

4. 右腿降回起始位置，在接触到地面前停止。

5. 重复，然后翻身换另一侧腿做。

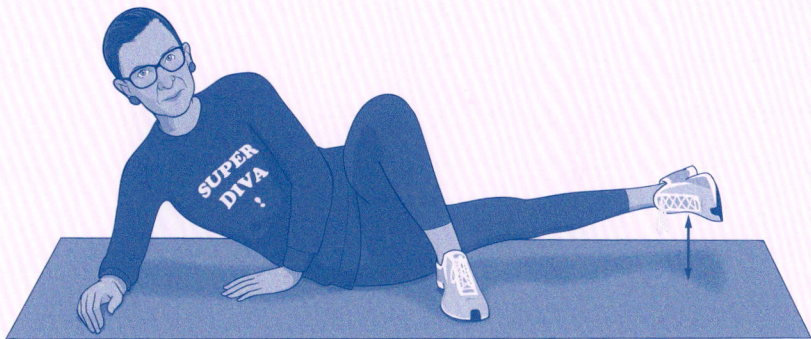

## 平板支撑

**2 组 / 每组 30 秒**

## 侧平板支撑

**1 组 / 每侧 15~30 秒**

1. 在毛巾或垫子上摆出类似俯卧撑的姿势，前臂放在地上，双肘位于肩部正下方，双腿伸直。

2. 将身体撑高 30 秒，保持肩胛骨与脚后跟之间呈一条直线。核心收紧，保持呼吸。

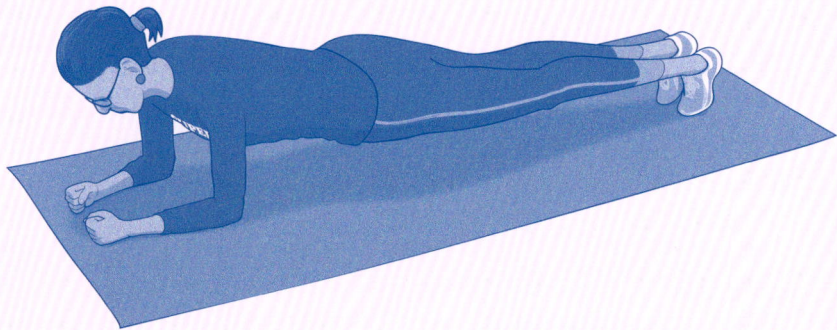

3.  身体转向右侧，将左前臂置于地上，左肘位于肩部正下方。抬起身体，右手向天花板直直高举。右手也可以放在臀部休息，如有必要也可以放在前面的地上，直到你有足够的力量举起。

4.  保持 15~30 秒，换另一侧，重复。

5.  然后平板支撑 30 秒。

**Tip：** 他们说最高法院的一些大法官偏右或偏左，据我所知，金斯伯格大法官非常居中，至少在这项练习中如此。她做平板支撑时，我用腿轻轻把她的躯干推向一侧（我交替站在她身体两侧），这迫使她动用核心力量保持重心稳定。你可以让朋友或搭档做同样的动作。

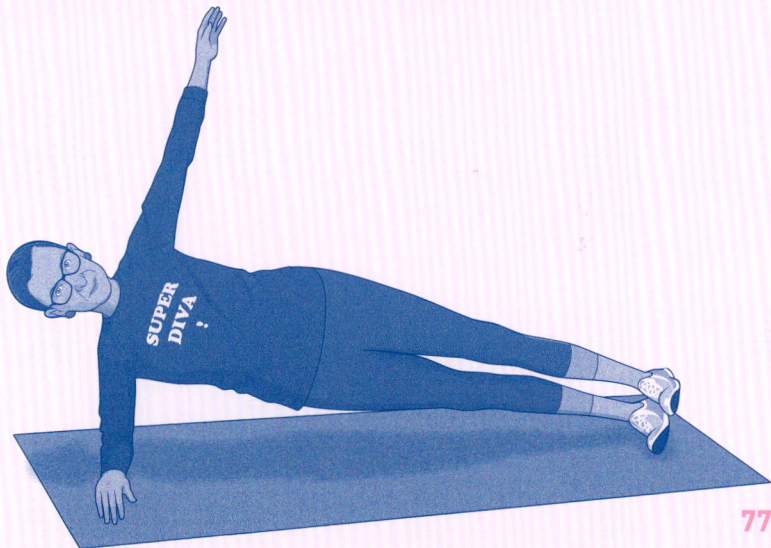

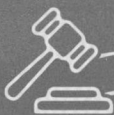

最近的一次训练中，金斯伯格大法官自动加码到了用俯卧撑姿势来做平板支撑，她双手撑地，完全没意识到自己是在做平板支撑的更难变体。经过足够的练习，你可能会发现你也想用俯卧撑变体来挑战自己，或者已经在不知不觉间做了这个动作。

# 球上肩臂训练

**每组 10~12 次**

1. 坐在瑞士球上，保持后背挺直，挺胸，核心收紧。
2. 双手各握住一只哑铃，置于身体两侧。

**Tip:** 在这项练习中，金斯伯格大法官使用的是 1.5 千克的哑铃。你可以选用适合自己的任何重量，但开始时最好选择轻一些的，直至你确定感觉还不错。

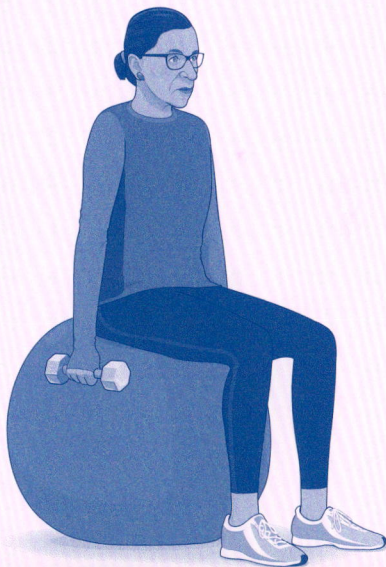

3. 手臂从两侧抬起，直至与躯干呈 T 字。

4. 手臂保持抬起，在面前合拢，直至哑铃相触。

5. 手臂保持伸展，回到身体两侧，再次与躯干形成 T 字，接着缓缓放下回到起始位置，然后重复。

**Note：**动作步骤应连贯完成。

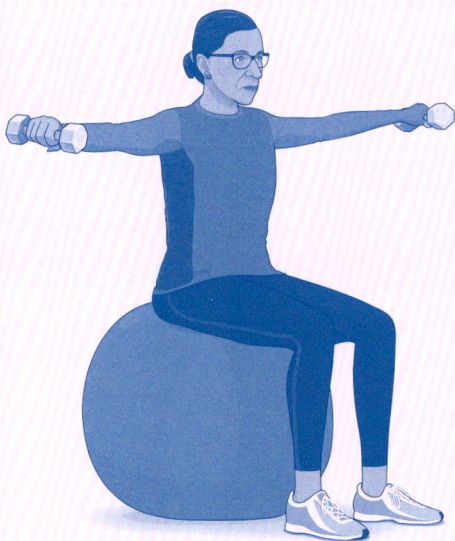

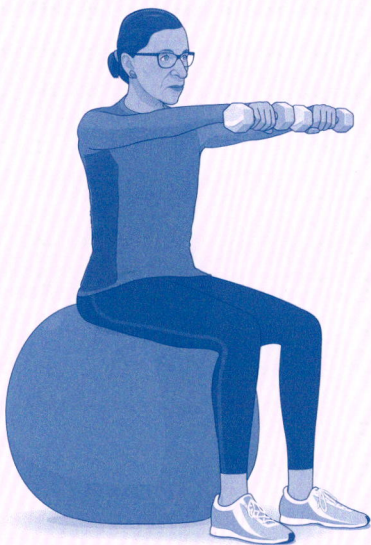

# 球上肩部推举

**2 组 / 每组 10~12 次**

1. 坐在瑞士球上，保持后背挺直，挺胸，核心收紧。脚牢牢踩在地上，以稳定身体。

2. 双手各举起一只哑铃，手臂与肩同高，手臂弯曲呈 90 度，手掌朝前。

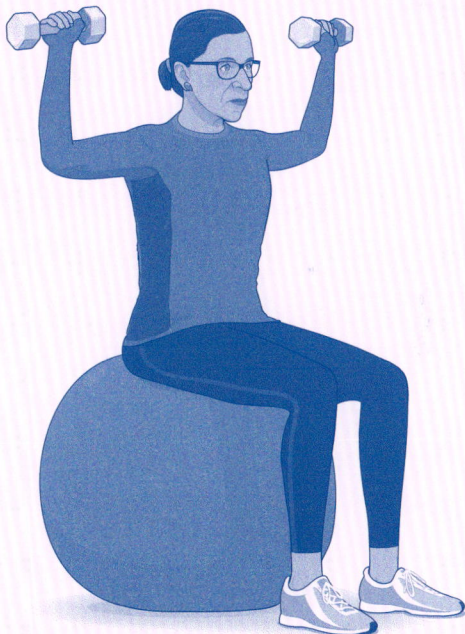

81

3. 将哑铃举过头顶，直到手臂完全伸展，停留。缓缓放下哑铃，回到起始位置，然后重复。

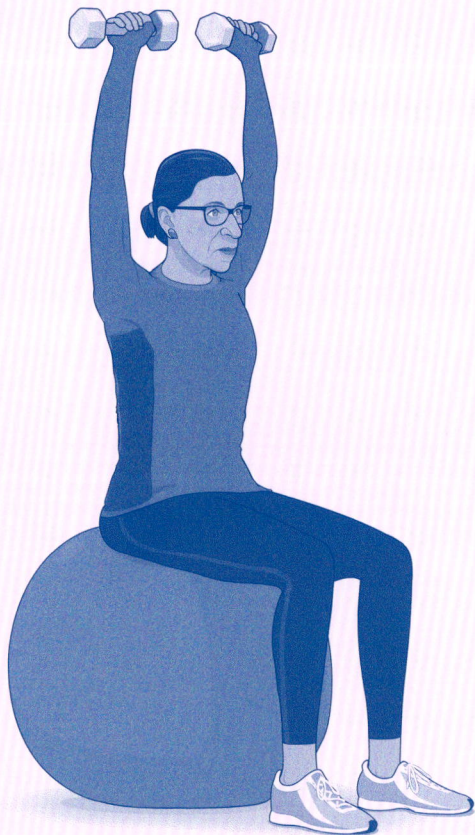

# 居家替代方案

1. 坐在椅子或瑞士球上。
2. 双手各抓住阻力带 / 绳一端，双脚踩在阻力带 / 绳中段。
3. 按握哑铃的动作描述进行练习。

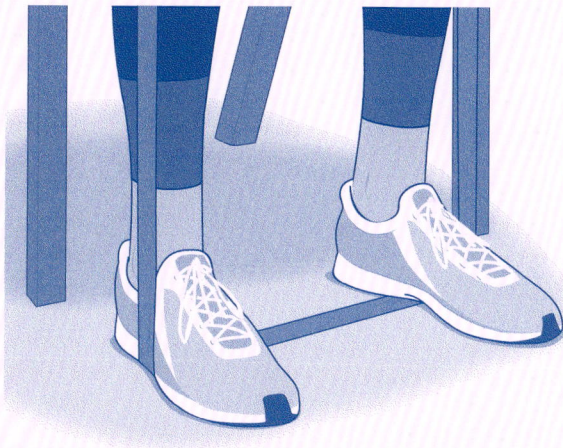

# 水平卷腕（球上）

1 组 /10~12 次

1. 坐在瑞士球上，保持后背挺直，挺胸，核心收紧。脚牢牢踩在地上，以稳定身体。

2. 双手各握住一只哑铃，将前臂靠在大腿上。保持哑铃垂直于地面，仿佛你正握住方向盘的两侧。

3. 手腕缓缓向外弯曲。回到起始位置并重复。

**Tip：** 没有瑞士球也没关系，所有这些坐姿动作你都可以坐在椅子或长凳上完成。

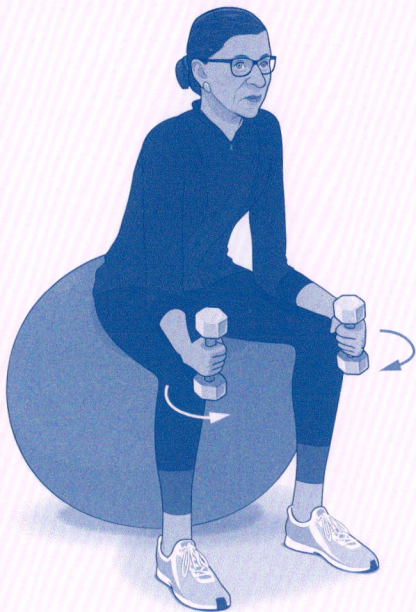

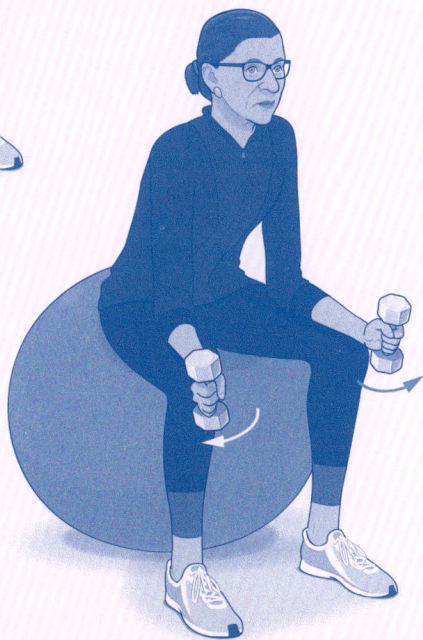

# 掌心向上卷腕（球上）

1 组 /10~12 次

1. 坐在瑞士球上，保持后背挺直，挺胸，核心收紧。脚牢牢踩在地上，以稳定身体。
2. 双手各握住一只哑铃，将前臂靠在大腿上，手腕朝上，保持哑铃平行于地面。
3. 朝天花板的方向缓缓卷腕。回到起始位置并重复。

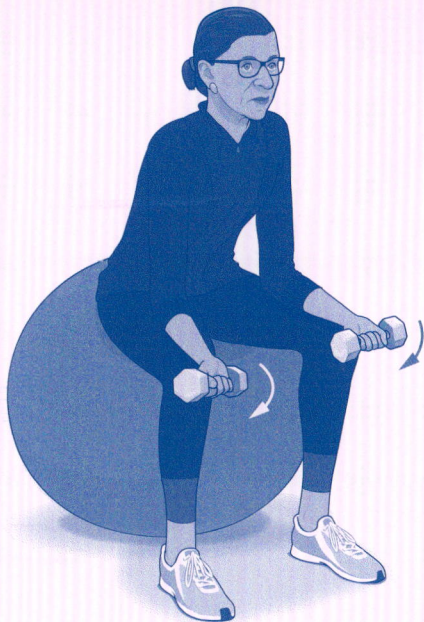

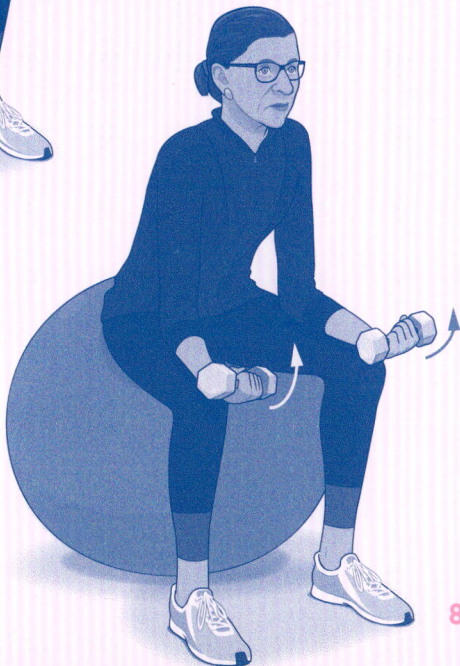

# 掌心向下卷腕（球上）

1 组 /10~12 次

1. 坐在瑞士球上，保持后背挺直，挺胸，核心收紧。脚牢牢踩在地上，以稳定身体。

2. 双手各握住一只哑铃，将前臂靠在大腿上，手腕朝下，保持哑铃平行于地面。

3. 朝着天花板的方向缓缓卷腕。回到起始位置并重复。

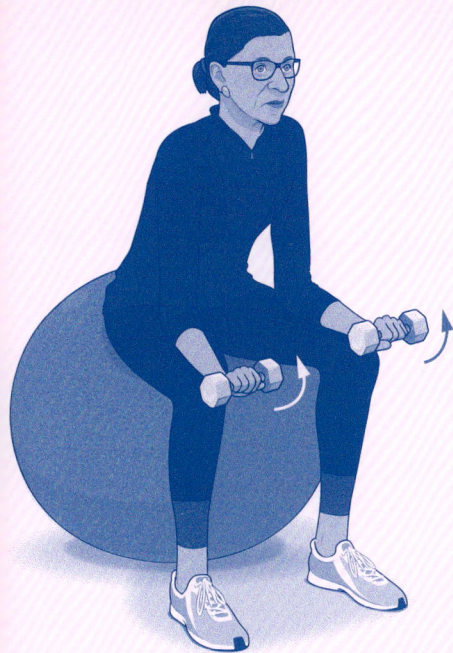
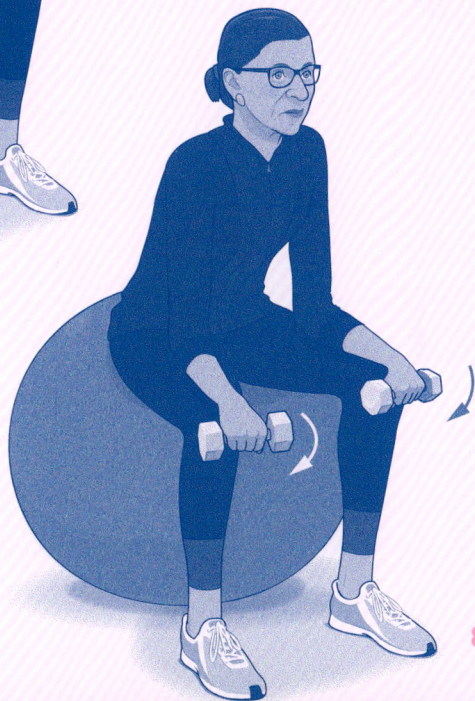

# 背肌划船（球上）

**3 组 / 每组 10~12 次**

1.  坐在瑞士球上，保持后背挺直，挺胸，核心收紧。脚牢牢踩在地上，
    以稳定身体。

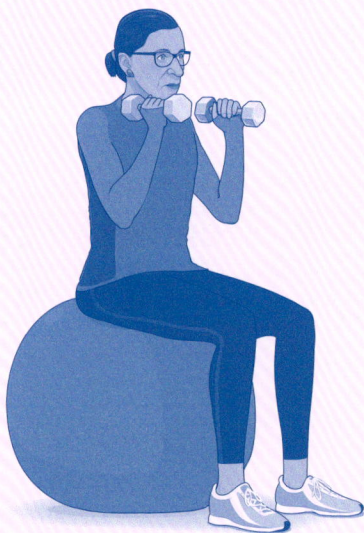

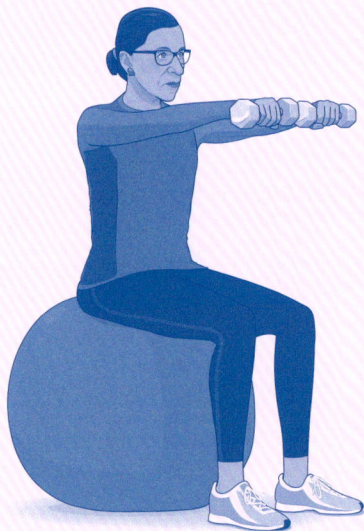

2. 双手各握住一只哑铃，弯曲手臂，使哑铃与耳朵平齐，手掌相对，背部略微拱起。

3. 伸展手臂，将哑铃推离身体，直至手臂与躯干垂直。

4. 弯曲手臂，使哑铃与胸齐平，背部拱起，手肘向体侧靠近，想象用手肘触碰背部中间的感觉。回到起始位置并重复。

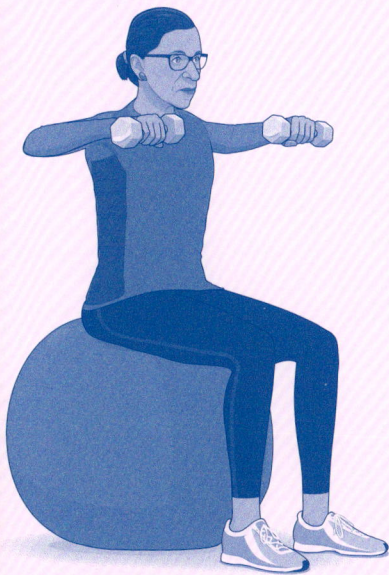

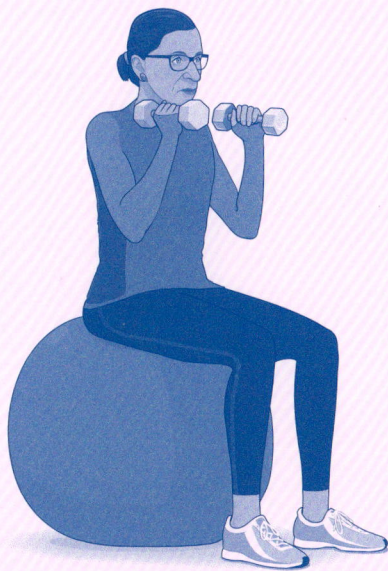

# 居家替代方案

1.  坐在瑞士球或椅子上。
2.  借助门锚将阻力带／绳固定在大约眼睛的高度，面对门锚。
3.  双手各抓住阻力带／绳两端，按握哑铃的动作描述进行练习。

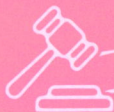

关于重量

一些女性偏爱有氧运动，避免肌肉训练，因为不想"增重"，或者看起来像健美运动员那样块头很大。这种心态是错误的。增肌是避免脂肪囤积的最佳方式之一。负重运动有助于增加骨密度，预防骨质疏松症，对于女性——尤其是老年女性——非常重要。

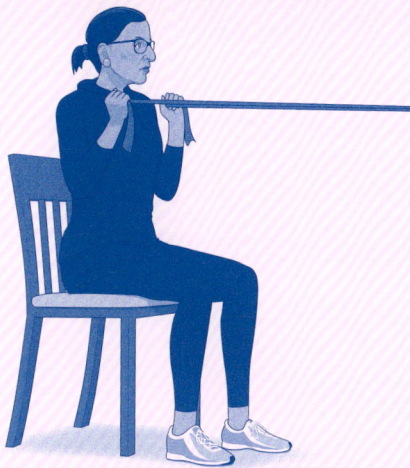
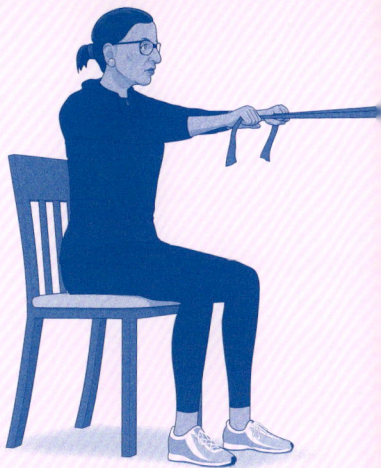
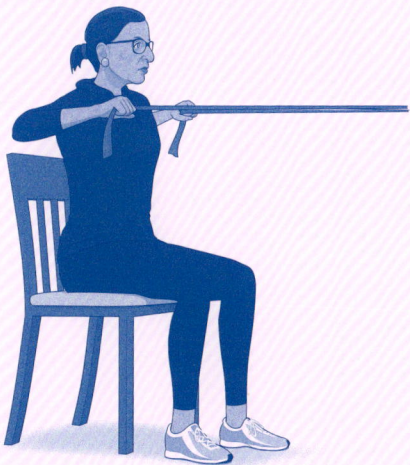
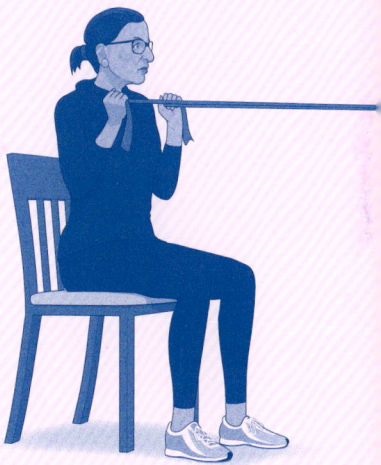

# 瑞士球靠墙屈臂

**3 组 / 每组 10~12 次**

1. 站立，将一个瑞士球置于下背部与腰部之间，倚靠在一面平坦墙壁上。身体与球呈大约 45 度，保持脊柱处于中立位。双脚分开，与肩同宽，脚尖朝前。

2. 双手各握住一只哑铃，手掌朝内，置于身体两侧。

3. 保持手掌朝内，将哑铃举至与肩同高。手腕转动朝向自己。

4. 回到起始位置并重复。

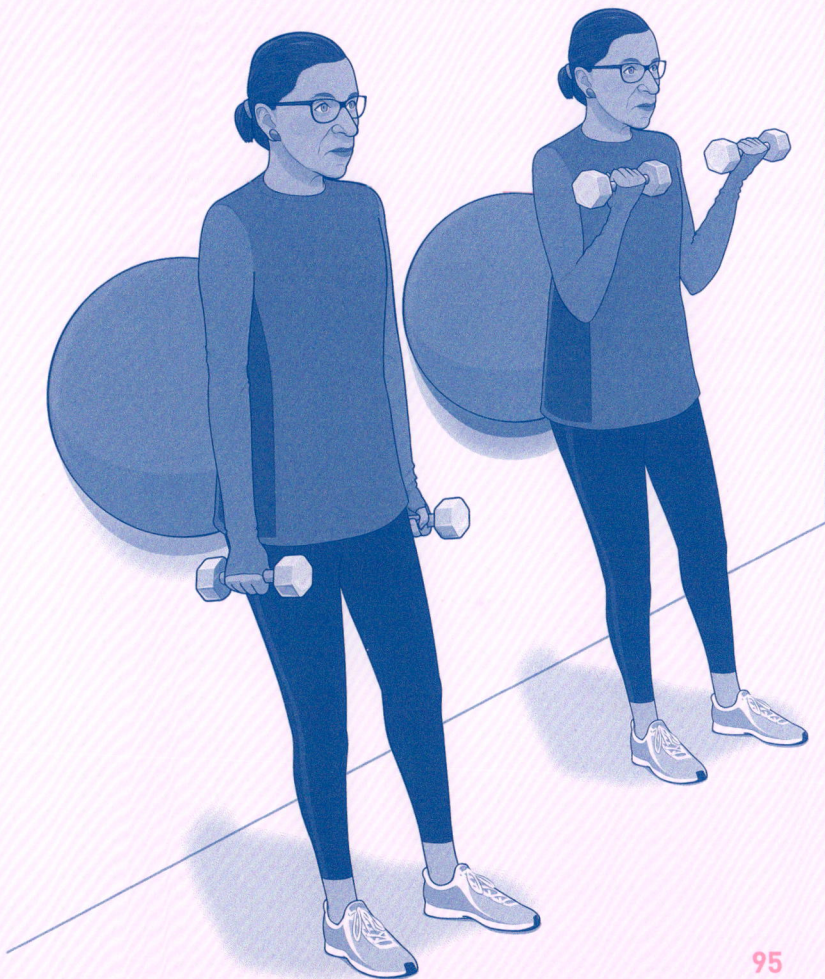

# 居家替代方案

1. 站立，或者靠在一面墙上。
2. 双手各抓住阻力带 / 绳一端，双脚踩在阻力带 / 绳中段。
3. 按握哑铃的动作描述进行练习。

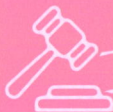

保持节制

吃什么很重要，但吃多少才是保持健康的关键之一。尽量多吃水果、蔬菜、精益蛋白质和健康谷物，但也可以适度放纵自己，吃点喜欢的零食。别忘记检查食品包装上的重量。你可能会惊讶地发现，一袋无脂椒盐卷饼的热量，不是一整袋 110 卡路里，而是一袋内含 18 份，每份 110 卡路里——这就意味着每袋有 1980 卡路里。那就是超过半磅的脂肪！

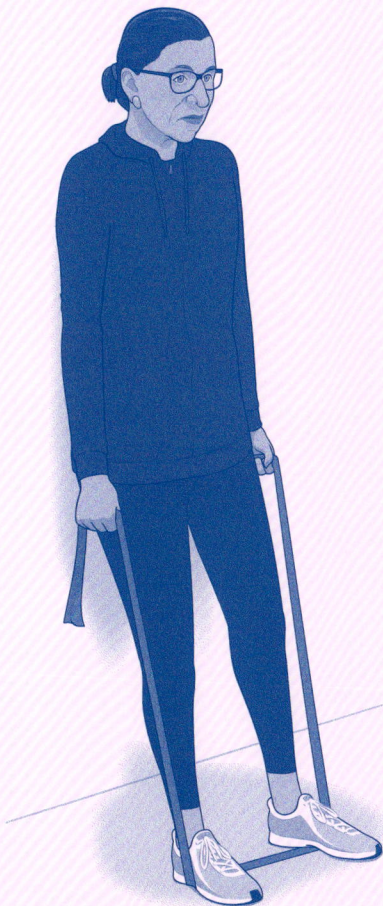

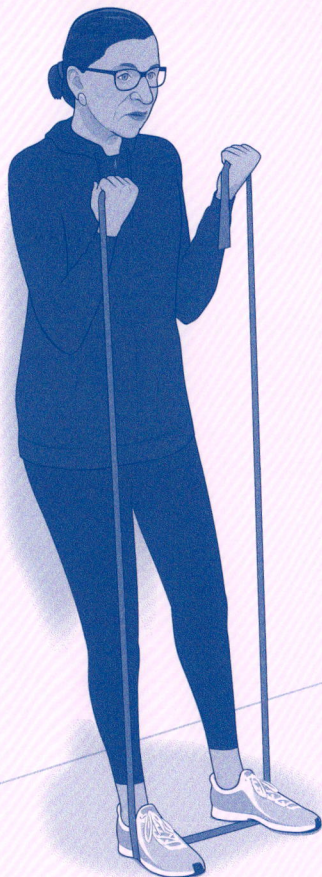

# 瑞士球靠墙深蹲

**3 组 / 每组 10~12 次**

1. 站立，将一个瑞士球置于下背部与腰部之间，倚靠在一面平坦墙壁上。双脚分开，与肩同宽，脚尖朝前。

2. 双手各握住一只哑铃，手掌相对，握在胸前，或者双手悬在身体两侧。

3. 吸气，缓缓下蹲，直至大腿与地面平行。

4. 臀部夹紧，膝盖与脚尖保持同一方向，一边缓慢呼气，一边返回起始位置，然后重复。

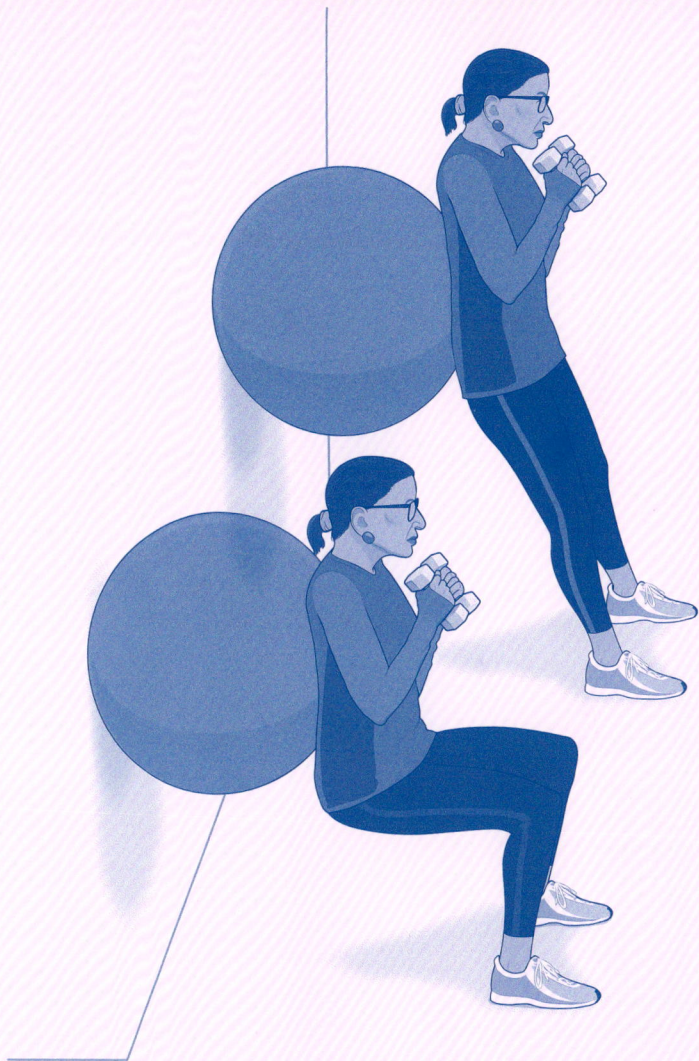

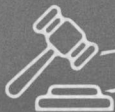

某次锻炼时，我们恰好看到《新闻一小时》在播一期关于金斯伯格大法官和安东尼·斯卡利亚大法官[1]的特别节目。没有人能理解他们为什么是最好的朋友。她看了看我，说："他让我大笑。"不就是这么简单的事情吗？两个人意见不同却仍是挚友，这是生活的真谛，就像老兔八哥动画片里的拉尔夫狼和山姆牧羊犬。哦，你不记得？我想我又在自说自话了。

---

1 安东尼·斯卡利亚（1936—2016），1986 年至 2016 年任美国联邦最高法院大法官，是美国最高法院服务时间最长和最资深的大法官。

# 居家替代方案

1. 站立，身体靠在一面平坦墙壁上。
2. 双手各抓住阻力带／绳一端，双脚踩在阻力带／绳中段。
3. 按握哑铃的动作描述进行练习。

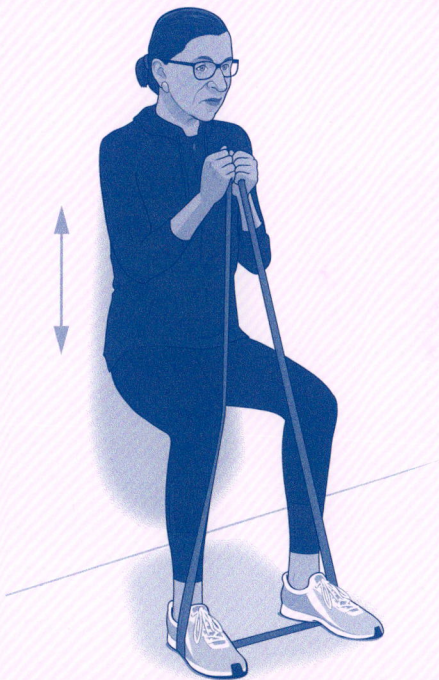

# 抬膝

**1 组 / 每侧腿 10~12 次**

1. 在面前放一个台阶、长凳或结实的箱子。右脚稳稳地踩上去，同时左脚蹬离地面。

2. 当右脚踩在台阶上时，左膝尽可能抬高。

3. 双脚回到地面，重复，交替进行。

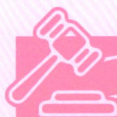

谈吃

吃是为了活着，但活着不是为了吃。不要误会我的意思，我喜欢吃，我在感恩节和其他庆祝活动上大吃特吃。你可以偶尔放纵一下，前提是用积极的生活方式与之取得平衡。

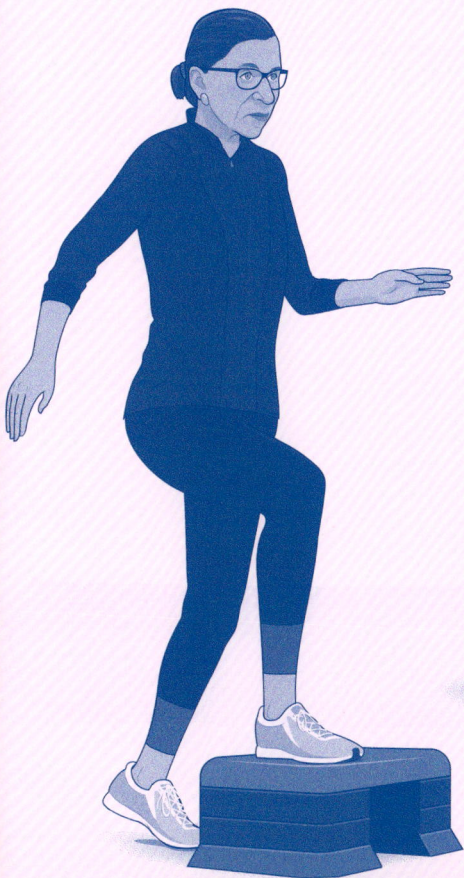

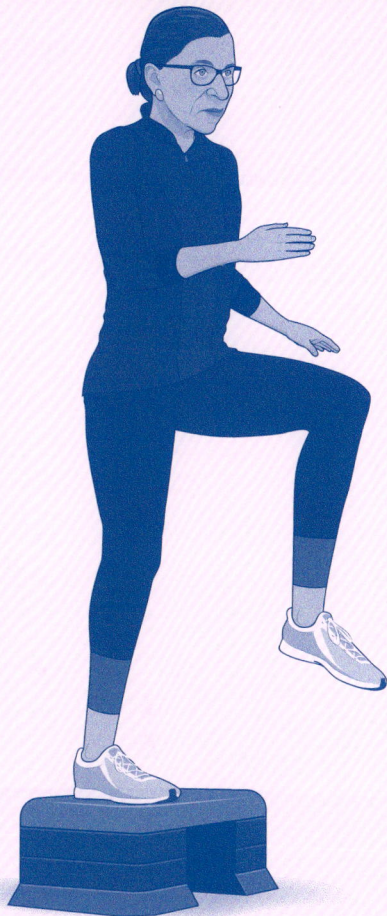

# 四分之一蹲至半蹲

**3 组 / 每组 10~12 次**

1. 双脚分开与臀部同宽，抓住杆子、门框或其他稳定物。
2. 背部挺直，膝盖弯曲，身体下降四分之一至一半左右的高度，或者大腿与小腿呈 90 度。
3. 用臀部、腿部和核心力量推起身体，回到起始位置，然后重复。

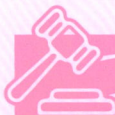

给大法官讲笑话

有时候她爆笑，有时候她没反应，我都觉得很有趣。

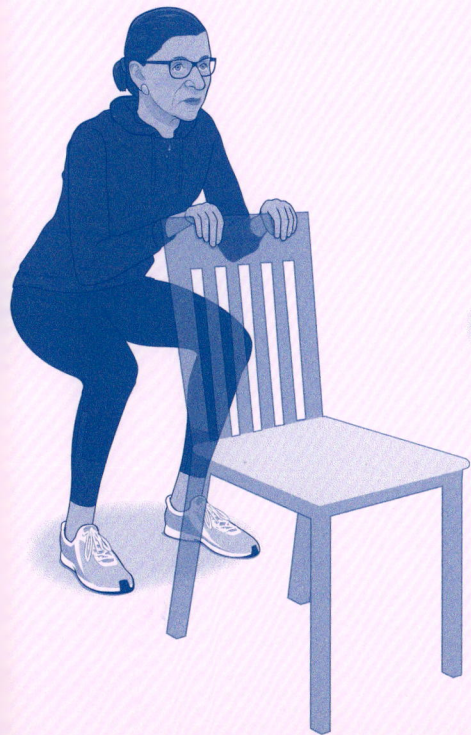
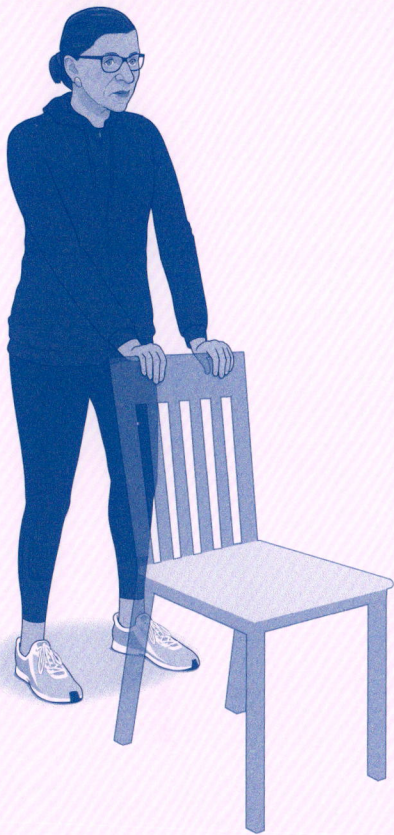

# 站姿抬膝

**3 组 / 每侧腿 10~12 次**

1. 双脚分开与臀部同宽，双手抓住杆子、门框或其他稳定物。为保持平衡，可以双手扶杆。

2. 抬高右膝，使之尽量靠近胸部，同时内收骨盆。将上半身向下压，把空闲的手放在抬起的膝盖上。如果你用两只手来保持平衡，只需做到抬腿和身体下压。

3. 匀速有控制地回到起始位置，然后重复，双腿交替进行。

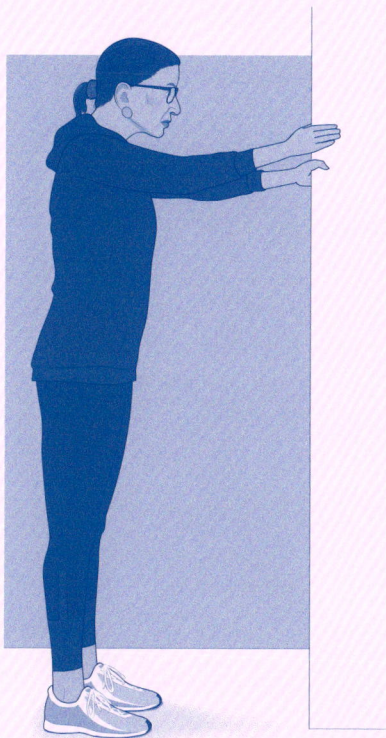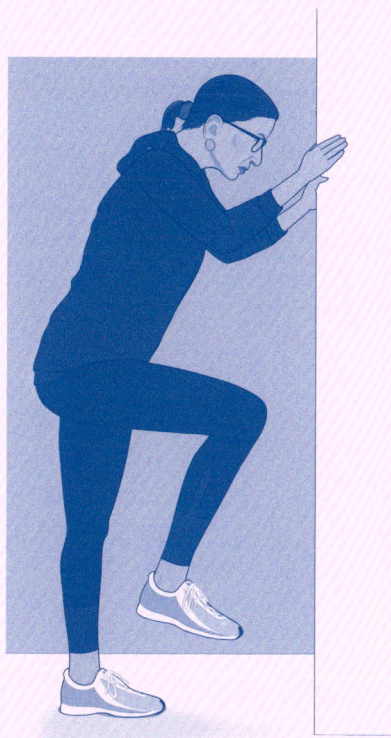

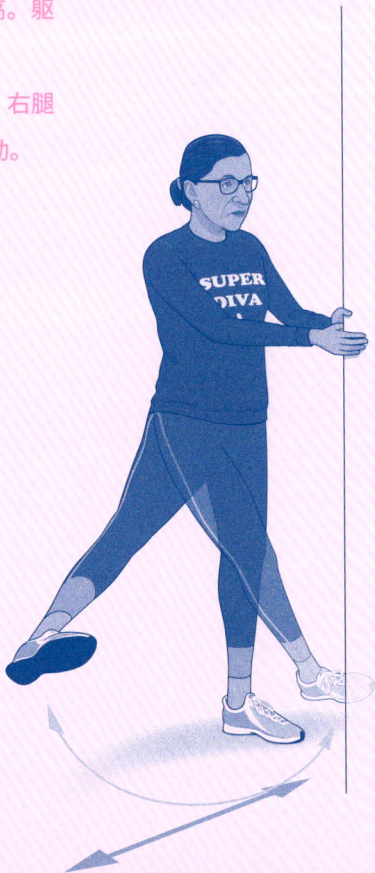

# 摆腿

**1 组 / 每侧腿 10~12 次**

1. 双手扶杆或墙，与腰部或肩部同高。躯干向杆或墙倾斜，以获得支撑。

2. 右膝微弯，右脚脚尖尽量向上勾，右腿向右摆动，然后越过身体向左摆动。

3. 重复上述动作，然后换腿。

## 力量平衡

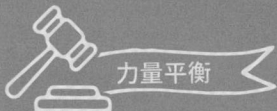

力量的平衡是所有锻炼方案的基本原则。有些人喜欢只锻炼胸部和肱二头肌，他们的姿态就会变得像大猩猩一样。对所有主要肌群都进行力量训练是很重要的。不要忽视你的腿！

# 抬膝 & 摆膝

**1 组 / 每侧腿 10~12 次**

1. 双手扶杆或墙，与腰部或肩部同高。

2. 在身前抬起右腿，大腿与小腿呈 90 度，大腿与地面平行。

3. 保持腿部抬高，以臀部为中心向内、向外摆动腿。

4. 重复上述动作，然后换腿。

**Tip：**这项练习会打开和收紧你的臀部，有助于拓展你的运动范围，改善血液循环。

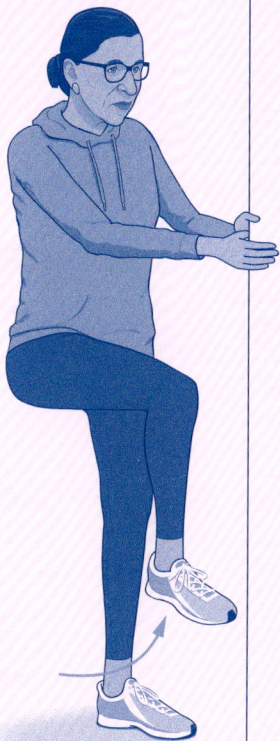
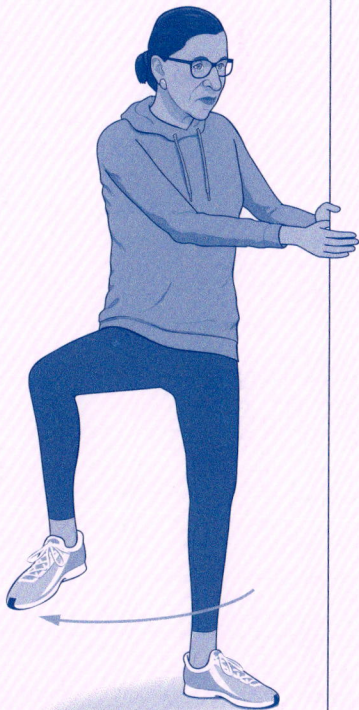

111

# 波速球深蹲

**3 组 / 每组 10 次**

1. 站在波速球的圆面上，双腿分开 15~20 厘米，挺胸，目视前方。

2. 降低身体，屈膝收臀。保持膝盖、脚和臀部在同一平面内，不要向后或向前倾斜。在身体允许的范围内下蹲，到达动作最底部时停留。

3. 通过伸展膝盖和臀部，上推身体，让股四头肌也参与进来，回到起始位置，然后重复。

**Tip:** 如果没有波速球，你可以站在垫子或枕头上，也可以直接在地上做这项练习。

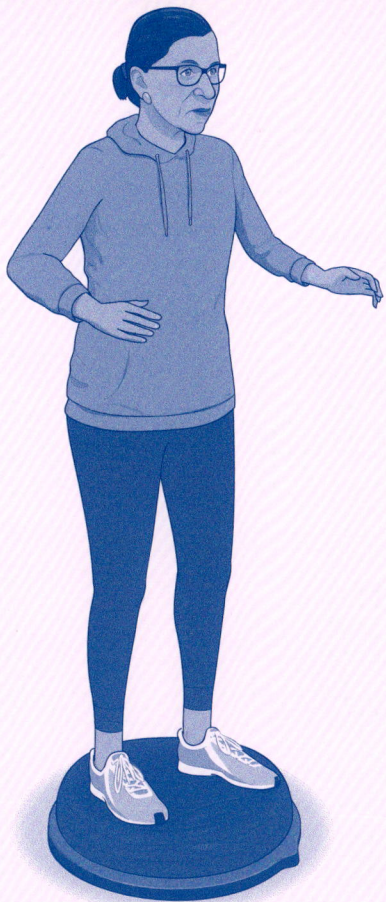
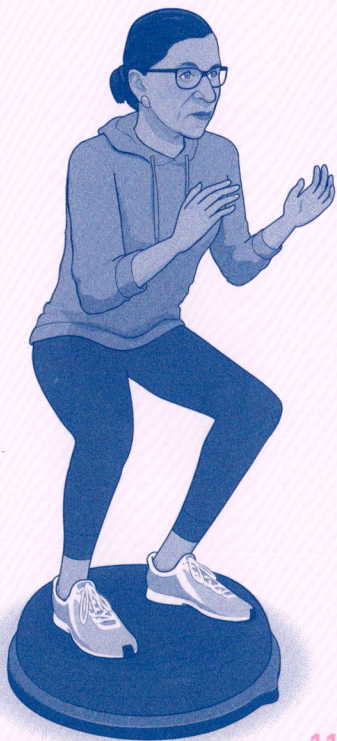

# 药球凳上坐立

**3 组 / 每组 8~10 次**

我告诉金斯伯格大法官，这是她整个锻炼过程中最重要的练习之一。为什么？因为如果你不能够完成这个动作，未来就可能无法自己如厕，不得不接受护工的全天候照护。

1. 站在椅子正前方，双脚分开与肩同宽，脚尖稍微朝外。将一个药球抱在胸前，然后手臂伸展，与身体垂直。

2. 缓缓弯曲双腿，轻轻坐在椅子上。坐下时，双臂折叠，让球靠近胸部。

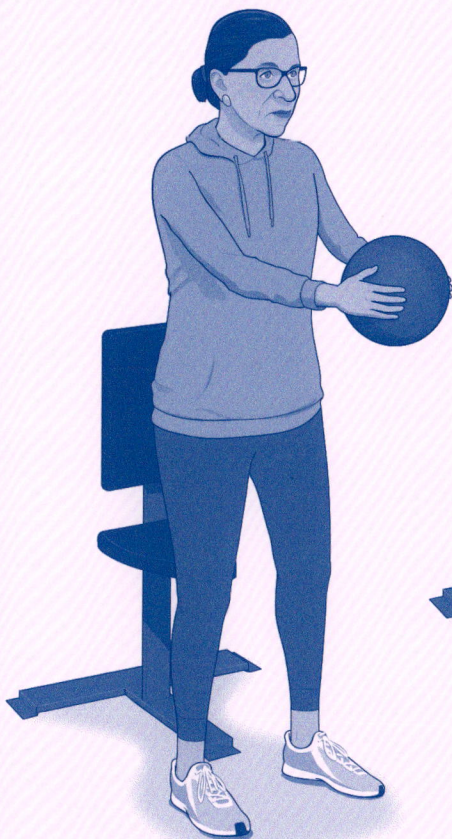
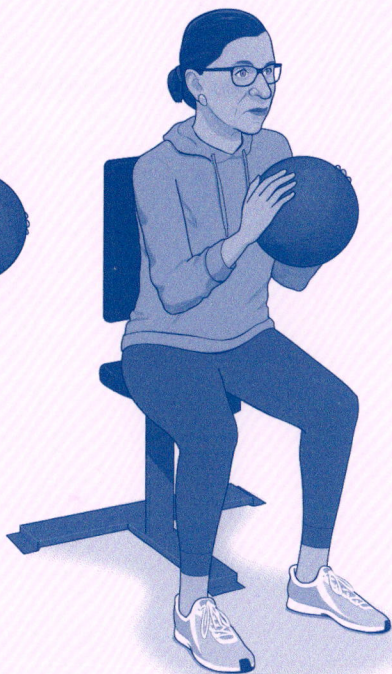

3. 脚跟和脚中部发力，身体回到起始位置。站立时伸展双臂，然后重复。

4. 要想完成这一练习的完整版本，每做一次动作，你在站起身时可以把药球扔给朋友或搭档，并让他们在你重复动作时将药球扔或递给你。如果你独自练习，只需在完成动作时将药球举到眼睛高度，每次重复时伸展手臂并将药球抱回胸前。

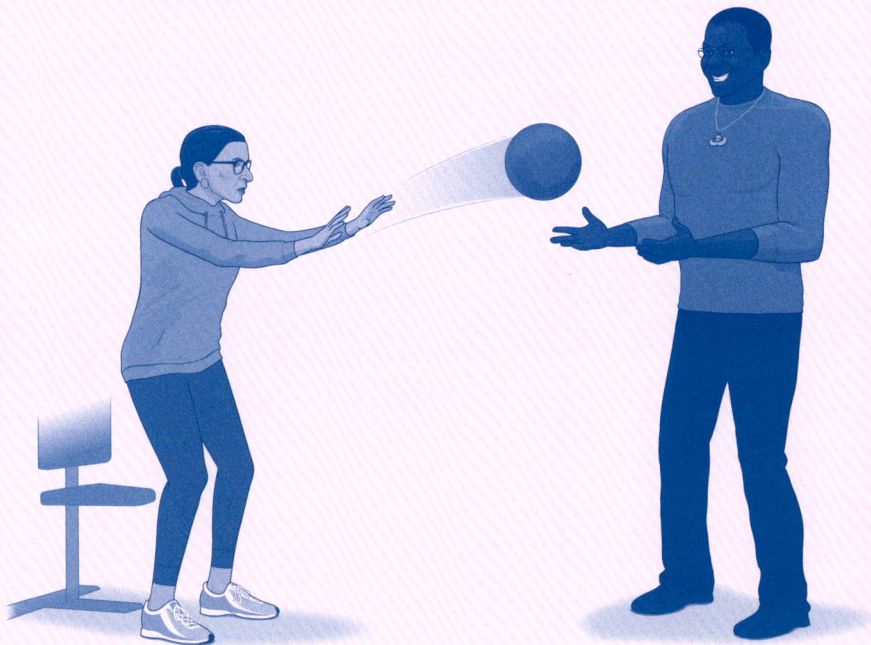

# 整理放松

如果时间和精力允许，在结尾可以再进行一轮拉伸，这将有助于心率和呼吸恢复正常。记住要时刻关注你的身体。如果感到刺痛、剧痛或不适，请立即停止。

恭喜你！你现在已经完成金斯伯格大法官和我每周一起做两次的锻炼方案。我目睹她多年来取得了惊人进步。我知道你也可以，只要坚持下去。

保持强壮！"一切始于态度。"

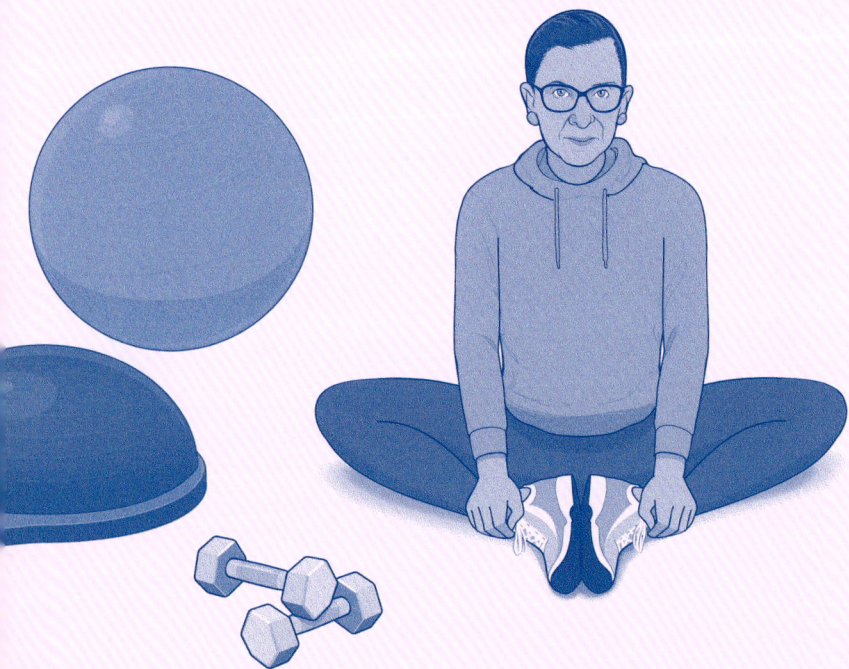

# 致　谢

如果不是许许多多人以这样或那样的方式出现在我的生命中，这一切都不可能发生。

感谢金斯伯格大法官多年来对我的信任与信心，感谢金伯利·麦肯锡和劳伦·布鲁尔井井有条地做出计划和重要有益的提醒。感谢托马斯·霍根法官，他是第一个相信我可以胜任私人教练的法官，还有格拉迪斯·凯斯勒法官，他把我推荐给了金斯伯格大法官。

感谢戈凡·布朗，他是我的第一个健身搭档，我最初的"领路人"，他让我知道该如何训练自己和他人；也感谢阿德里安·莫布里建议我考取私人教练资格认证。

感谢我的法院大家庭：安杰拉·西泽，现任法院书记员，一直在支持我；塔瓦娜·戴维斯，我的第一个客户；伊丽莎白·帕雷特，我的双子座双胞胎姐妹，她是我的第二个客户，也是第一个非官方公关，她向所有愿意听的人夸奖我；珍娜·加茨基，我的第二个非官方公关，2013年她甚至把我夸上了《华盛顿邮报》的头版。

感谢我的部队大家庭：他们是第 11 特种部队，311 号和 335 号战区保障司令部，以及第 200 宪兵司令部。健身是军队生活的重要部分，感谢兄弟姐妹们的支持。在我被派驻远方的三年里，戴安·罗宾逊长官、琳达·多尔西、琼·柯林斯和阿曼达·鲁尔一直支持我。

感谢我的国际运动教练协会（ISCA）大家庭：托马斯教会我运动教练的基础；德怀特·史密斯和丹尼斯·戴维斯是我在国际运动教练协会的异母兄弟；克里斯汀·郭是我的协会哥们儿和健身顾问。感谢德西雷·威廉姆斯把我介绍给迈克尔和艾琳·布朗克斯，他们告诉我在教授跆拳道时如何全力以赴，创造某种能量，让学生在保持谦逊的同时超常发挥。也要感谢迈克尔为我提供人们耳熟能详的热门金曲集，使我在教授跆拳道课程时能够调动和感动许多人。

感谢乔纳森·吉尔伯特，我的针灸师，帮助我睡眠不足的身体正常运转。

感谢胡里奥和勒内·博阿文图拉，我的巴西兄弟姐妹，为我提供了在他们美丽的国家教学和培训的机会。语言障碍从未阻止我接受能量与爱，也没有妨碍我融入巴西文化和他们的家庭。非常感谢你们，一切都很美好。（Muito obrigado tudo beleza.）

感谢本·施莱金格，本次艰难旅程的开路人，捕捉到我的能量和个性，并帮助将这些文字付梓。你的工作能力一流，感谢你所有的帮助。

感谢我无与伦比的经纪人埃斯特·纽伯格和佐伊·桑德勒，你们承诺要做我的后盾，并且说到做到。感谢你们，希望我们的友谊之树长青。

感谢黛博拉·布罗迪、雷切尔·纽伯恩和杰米·塞尔泽，你们预见了这本书的诞生，并将其变为现实。感谢你们赋予我这次机会并帮助我顺利完成，感激之情无以言表。

感谢帕特里克·威尔士，感谢你精彩的插图，使每一页都栩栩如生。

感谢拉帕汉诺克高中 1982 级的同学们。我们是里士满县 K-12 综合班的第一批学生。少年时代多元的文化氛围帮助我与各种各样的客户相处融洽。

最后，无疑同样重要的是，我要感谢上帝和一直以来都在支持我的家人，特别是那些养育我并教导我相信上帝和信任过程的坚强女性：我的祖母埃茜·约翰逊；我的母亲多萝西·约翰逊；我的姑姑范妮·约翰逊、埃塞尔·伍德、伊达贝尔·布什罗德、玛丽·凯利和贝蒂·巴切勒；我的姐妹克里斯蒂·约翰逊和罗莎琳·戴维斯。还有我的祖父阿尔伯特·约翰逊；我的父亲小布拉斯特·斯塔顿；我的叔叔威利（比利）·约翰逊、沃尔特·约翰逊和弗兰克·约翰逊；以及我的表兄弟姐妹，其他家庭成员和许多没有提到的朋友。

感谢我的客户。这一切都与他们有关。我全心全意付出，因为他们是如此信任由我来帮助他们，我为此心怀感激，受宠若惊。

# 作者介绍

布莱恩特·约翰逊（Bryant Johnson）有二十年的私人教练经验，他从1999年开始训练鲁斯·巴德·金斯伯格法官。他的客户中有许多联邦法院大法官、法官、律师和书记员，他也曾在世界各地训练军事和文职人员。约翰逊被美国运动委员会（ACE）认证为私人教练，被国际运动教练协会（ISCA）认证为大师级教练，被美国军方认证为健身教练大师。

他在美国陆军服役超过三十年，其中十二年服役于特种空降部队。他毕业于格兰瑟姆大学和德弗里大学，现居住于华盛顿特区。

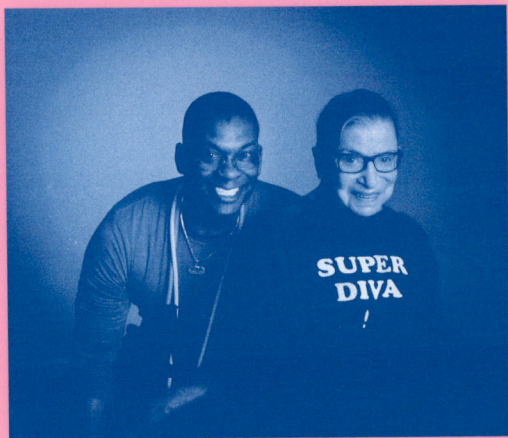

Photograph by Abby Greenawalt

SPRING 野
更具体地生长

主　　编｜徐　狗
特约编辑｜徐　露　赵雪雨

营销总监｜闵　婕
营销编辑｜狄洋意　许芸茹

版权联络｜rights@chihpub.com.cn
品牌合作｜zy@chihpub.com.cn

至元.
CHIH YUAN CULTURE

出品方　至元文化（北京）
CHIH YUAN CULTURE

Room 216, 2nd Floor, Building 1, Yard 31,
Guangqu Road, Chaoyang, Beijing, China

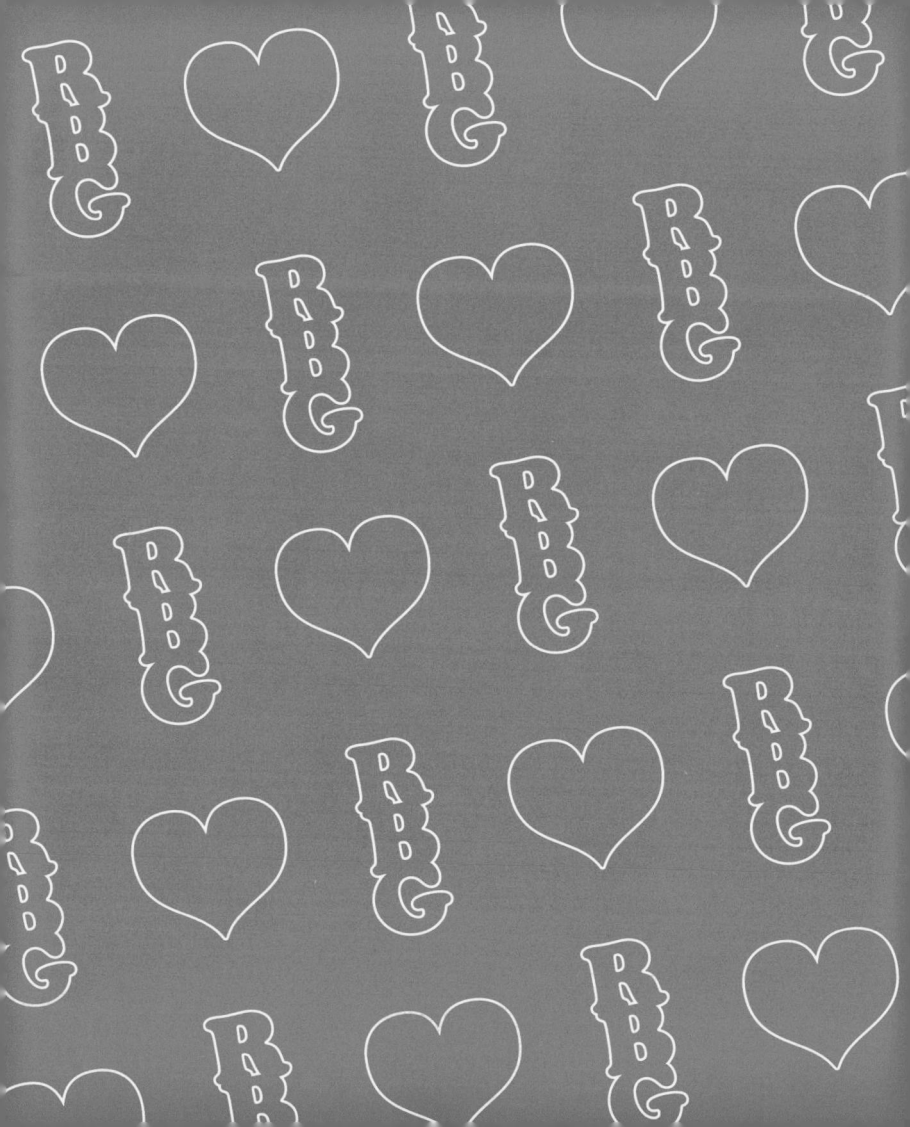

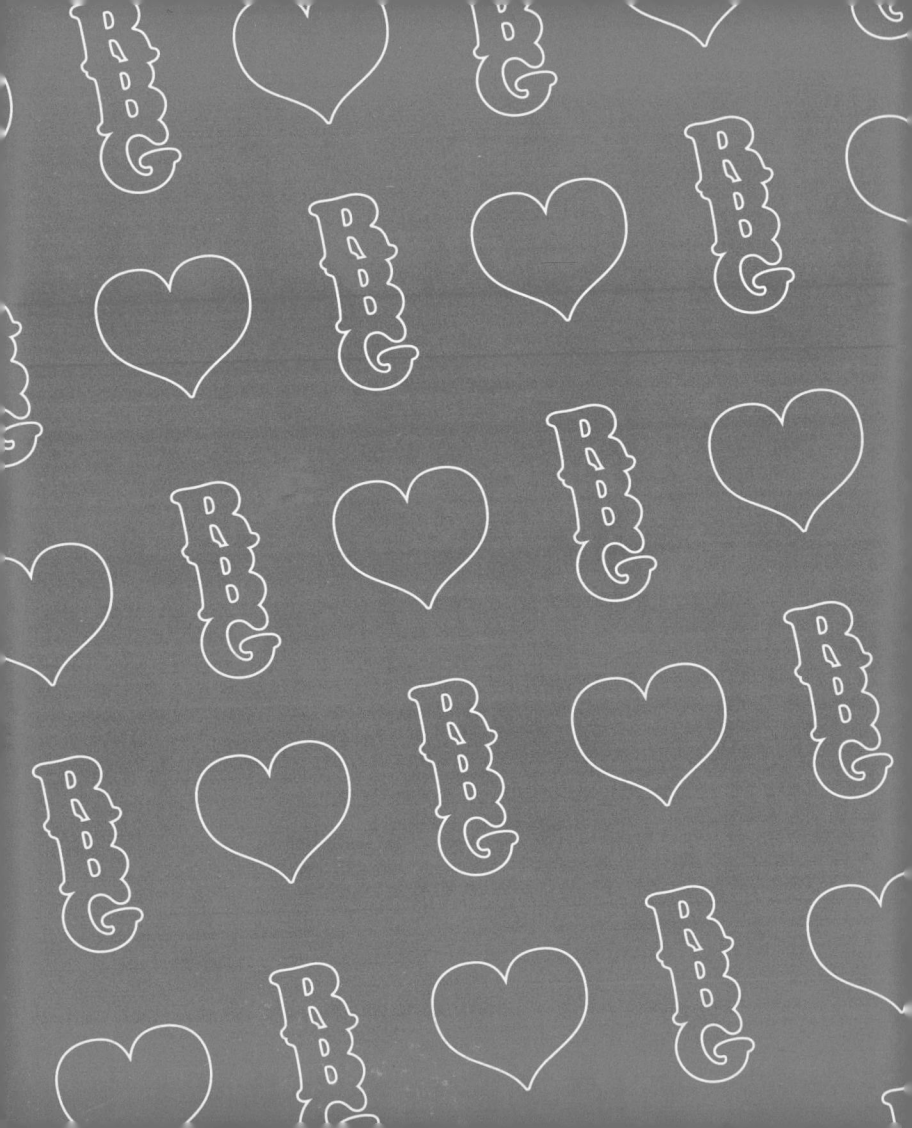